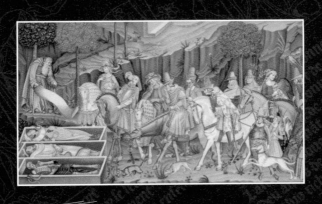

疾病能推动社会变革，
带来更好的时代吗？

VOLKER REINHARDT

〔德〕福尔克尔·赖因哈特 — 著

朱锦阳 — 译

© Verlag C.H.Beck oHG, München 2021
The translation of this work was financed by the
Goethe-Institut China
本书获得歌德学院（中国）全额翻译资助

瘟疫的威力

DIE
MACHT
DER
SEUCHE

Wie die Große Pest
die Welt veränderte.
1347-1353

黑死病如何改变世界，

1347~1353

社会科学文献出版社
SOCIAL SCIENCES ACADEMIC PRESS (CHINA)

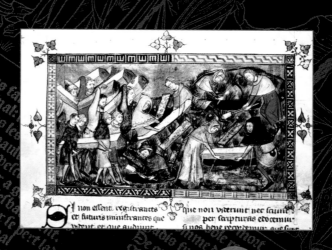

目　录

第三部分　瘟疫过后的人类

附　录

这本书讲述的是 1347 年至 1353 年席卷欧洲的大瘟疫，内容包括瘟疫的原因与传播，它所造成的破坏及其引发的直接和长期的后果。但最重要的，是叙述人们所做的各种努力：不仅要在瘟疫中安然无恙地活下来，而且要理解那些造成伤害的各种事件，以便从心理上应对这些事件，并从看似毫无意义的事件中过滤出有意义的部分。从这一视角出发，对遥远历史的描述使我们能够以比较的眼光看待 2020 年的新型冠状病毒肺炎疫情。没有任何方法能比这样的比较更接近事实，也更合情合理，纵然相隔几乎 700 年之久，二者的重大相似之处明显到了让人无法忽略的地步。

跟 2020 年一样，这种从 1347 年秋天开始势不可当地传播的疾病在当时是十分陌生的；跟 2020 年一样，因为陌生，所以引发了最原始的恐惧；跟 2020 年一样，由于没有治疗这种突发瘟疫的有效方法，这种最原始的恐惧进一步加剧，而无助的感觉让恐惧愈演愈烈。更何况，跟 2020 年一样，专家们对这种传染病的发病过程及其后果所作的预测大相径庭，那些应该知情的人的无知造成了人们的惊慌失措。早在 14 世纪，下列情形就曾引起人们特别强烈的反应，即考虑最坏的情况，同时让人们看到成功进行反击并在最后一刻化解灾难的前景——这也跟 2020 年一样，当时曾有过整个国家染疫人数将达到 70%的说法，以及恐慌性的囤积购买行为和清空超市货架的情形。在持批评态度的观察家眼里，那场 1348 年至 1349 年达到高潮的黑死病在很长一段时间里使医学界名誉扫地；2021 年以后，病毒学家们和其他"专家"是否会遭遇相同的命运，暂未可知。

我们可以逐点逐条地总结 1348/1349 年和 2020 年之间的

可比性。这两次大流行病都在恐惧的阴影下改变了集体和个人的行为方式，恐惧在很大程度上取代了原本作为行动标尺的理性。这两场大流行病对人际沟通和社会结构产生了深远的影响。具体而言就是，为避免接触人口中的某些群体——1348/1349年为被感染的人，2020年则是有受感染风险的人——人们将食物放在他们的门前，一个家庭几代人被强行分离。这两场大瘟疫都创造了一种不信任的气氛，由此又产生种种问题：对检举揭发产生浓厚兴趣，敌对形象陡然滋生，各种用心险恶的阴谋论崛起，相互指责的叫骂声此起彼伏。这些指责甚嚣尘上，因为这两场大瘟疫都具有全球性特征，当年和现今一样，疾病都是从令人生畏的远方和陌生的环境侵入到一个人们熟悉的生活环境里，让这个环境不受保护和脆弱的特点暴露得一览无余。

这两场大瘟疫还演变成对政治及其决策者们的严峻考验。他们必须展示自己的行动意愿和行动能力，以证明他们存在的合法性。他们主要通过夸张的过激行为来应对这种压力，从而导致无限制的监管狂潮。正因为如此，市政当局和王公贵族们原本就已大量制定法律，而在1347年到1353年的瘟疫年代，数量更是翻了几番，至于说跟新冠肺炎疫情时代实施的各种限制有着高度的一致性，也就无须赘述了。当年跟2020年一样，决策者们将在跟疫情进行斗争中取得的所谓成就写在自己的功劳簿上，同时将过失归咎于其他人。当年跟2020年一样，在讨论为了拯救生命应当对经济实施多少限制、让其受到多大损失的问题上爆发了许多冲突。

最后，在黑死病流行期间——跟2020年一样，人们曾抱有很高的期望，希望瘟疫结束后许多事情都会变得更加美好；特别大胆的乐观主义者甚至希望会出现一种更纯粹、更乐于助人和更加高尚的人。缘此，14世纪中叶以后人们备感失望，因为对大部分瘟疫幸存者来讲，这种道德净化的效果非但没有实现，世界似乎反而变得更加不堪入目了。只有极少数特别超脱，而且往往有较大的时间跨度来作判断的观察家能看到一些社会和经济上的变化，这种变化在少数情况下也表现在权力结构方面，然而，人类就其本质而言并无任何变化，并将继续保持不变。从各种经验来看，情况在 2021 年及之后将依然如此。

把 14 世纪的瘟疫跟 2020 年的新冠肺炎疫情进行比较，既合情，也合理，但同时也很危险，甚至会产生误导。相隔将近 700 年，二者的巨大差异与其相似之处一样，令人无法忽略。1347 年至 1353 年的那场瘟疫在当时原因不明，无论是信奉基督教还是信奉伊斯兰教的医生都未能用他们的理论作出像样的解释。导致大规模死亡的实际原因，即鼠疫细菌，直到 19 世纪末才确定。相比之下，引发"2019 新型冠状病毒肺炎"（Covid-19）的"严重急性呼吸综合征冠状病毒 2"（SARS-CoV-2）不仅在 2020 年很快就为人所知，而且可以可靠地检测出来。最大的不同则表现在死亡率方面。最关键的问题，即从 1347 年秋天开始黑死病在欧洲流行期间究竟有多少人死于瘟疫，学术界至今依然争论不休。然而，只有极少数历史学家会把这一时期的平均死亡率确定在 25% 以下——这里当然是指总人口的 25%，这就意味着，平均而言，欧洲大陆每四个人中至少有一个人病殁于这场瘟疫，虽然各地差异很大。相比之下，欧洲人口在 2020 年疫情中的损失几乎可以忽略不计，前提是人们以对个体命运毫不同情、不管不顾的心态来看待这些统计数字。

过去与当下之间的差异清单可以逐条扩展：跟 1348 年和 1349 年的"高峰期"相比——当时染上黑死病的人活下来的机会很小——2020 年迅速康复的人数超过了死亡人数许多倍。除此之外，医药研究在 2020 年很快便提供了在不久的将来开发出相应药物和疫苗的前景。相反，在 1348 年和 1349 年，地平线上看不到这一道道曙光。此外，在 2020 年，国家的管理机构非常健全，它们试图通过巨大的公共债务来抵消瘟疫大流行在经济上造成的极其严重的后果，而这些后果在很大程度上恰恰是国家采取的各种措施造成的。相比之下，类似这样的国家在 14 世纪中叶前后充其量只是个雏形而已。

这两场瘟疫大流行时期的另一个截然不同之处在宣传以及有关事件的传播方面。在黑死病流行期间，仅有的媒介是布道台上或邻里间口口相传的话语，写在纸上并通过邮路传播的消息，还有一些非语言信号，其中最重要的是教堂的钟声。在一些城镇，钟声在黑死病的高峰期甚至遭到禁止，因为它伴随着无休无止的葬礼，加深了恐惧感。2020 年的情况则恰恰相反。关于"新冠病毒肺炎危机"的"信息"连篇累牍，涉及人们所能想象的每一个方面，数量之多，无人能够免受其影响。至于说这些连续狂轰滥炸式的关于新冠肺炎疫情的信息究竟造成了何种影响，尚待后人研究。有很多迹象表明，媒体及其打造者们在 1347 年至 1353 年和 2020 年有一个基本的相同点：他们都加剧了恐惧感，同时对群众的非理性行为感到愕然，而这些行为在相当大的程度上正是他们自己造成的。

缘此，有诸多理由支持把曾经的和当下的大流行病进行比较的做法，同时亦有很多理由反对这样做。倘若这种比较不局限于细枝末节，而能将遥远的过去最根本的差异和陌生感揭示出来，那么这种做法就是受欢迎的，在科学上正确的，同时具有启发性的。当第一场大瘟疫暴发时，人们生活在另一种"世界观"里，不管是从字面还是转义的角度来理解无不如此。对他们来讲，宇宙是围绕着他们的星球——地球——而存在的。他们自恃造物的中心和造物主造物的对象，造物主事先已通过预兆向他们宣示将发生那场瘟疫并以此来惩罚他们的罪孽。至少神学家们在争夺解释那场瘟疫的话语权时是这样宣称的。最重要的是，当时没有严谨的自然科学，当然更没有现代意义上的医学科学；现如今，自然研究与巫术之间泾渭分明，在当时却是模糊不定的。因此，对于当时的绝大多数人来讲，感染上瘟疫肯定有一个更高的、在现代意义上超自然的原因，幸运的是，今天的大多数人都不相信这种解释。此外，与21世纪相比，人们在当年主要信仰相信来世有地狱、炼狱和天堂的基督教，这种信仰让死亡具有不同的价值与含义，然而，值得注意的是，它似乎丝毫没有减轻对感染瘟疫而死的恐惧。

有鉴于此，在把14世纪同我们所处的当下进行对比时，必须充分考虑到这些不同之处——用学究气一点的话来说，就是"相异性"（Alterität）。如是，对1347年到1353年的黑死病疫情进行详细考证就成为一次进入陌生领域的旅行，这些领域一再让人们感到似曾相识从而产生误解。为了达到上述目的，本书的第一部分将叙述黑死病的传播方式，其产生的各种生物原因，以及它的各种症状。在叙述过程中可以看到，这些看似简单的事实当中，有不少——这一点提前在此爆料——至今仍然存在争议，这又是一个与2020"新冠之年"相似的事例。迄今为止争论更为激烈的是黑死病对人口数字和经济，以及对教会和社会的影响。鉴于这种背景，后面的叙述主要基于原始资料，并清楚地说明，在哪些地方还存在问题，为什么存在问题，抑或这些问题有些什么不同的答案。

本书的第二部分，也是最详尽的部分，讲述人们在欧洲黑死病疫情最主要的流行地区对疫情所作的反应。在这里，比以往任何时候都更需要重新审视资料的来源。去看看人们是如何使用这些资料的，就可知晓人们是如何看待和评价那场瘟疫的，他们强调什么，又忽略什么，他们如何演绎个人的生存策

14

略，以及他们如何试图从大规模的群体死亡事件中获得好处，进而从看似毫无意义之处找到非常个性化的意义。应当注意的是，"这些关于瘟疫的报告"大多数都出自这类幸存者之手，他们与疫情都保持着一种或多或少"安全的"但又令人深感沮丧的距离。他们叙事的主要动机往往是憎恶、怨恨和报复心，以及绝望、听天由命和咬牙切齿的忍耐；当时很少有人憧憬新的开端、万象更新的起点、人类及其尊严的新篇章，但这些东西对今天的我们来说无疑会起到激励作用。

这趟考察之旅穿越黑死病肆虐的欧洲，重点考察反应最为强烈的方面，诸如生存战略、防疫措施和相互追责等，以揭示它们的共同点以及显著的不同点。引导这趟瘟疫之旅的是那个时代的人的报告。资料来源最丰富的地区是意大利，尤以佛罗伦萨为胜。二者均非巧合。意大利是黑死病在欧洲最重要的起点，但凡新事物首先出现的地方，通常都是观察和评论最多之处。再加上 1300 年至 1500 年的佛罗伦萨作为欧洲大陆光芒四射的文化灯塔，新旧思想在此相互碰撞，关于瘟疫及其后果的争论尤为突出。因此，意大利，尤其是佛罗伦萨，成为这趟黑死病之旅的出发点、参照点和比较点。从商人和文人激烈争夺话语权的佛罗伦萨出发，途经在瘟疫中出现通往天堂的阶梯的罗马，然后前往米兰——一个强大的城主以残酷无情的方式让该城免受瘟疫的侵扰，接下来去威尼斯——瘟疫在当地引发了一场失败的政变，再到阿维尼翁（Avignon）——教宗在那里因保护犹太人而不受欢迎，还要去巴黎——一个国王为其合法性苦苦挣扎的地方，以及德国的城市——在那里，人群血腥地互相残杀，犹太人被当作替罪羊，造成许多人惨遭谋害的后果。

本书第三部分专门介绍瘟疫过后人们的生活。本书旨在捕捉瘟疫结束后在社会、经济、政治和文化方面出现的重大变化，并讲述突然继承大量遗产的新家庭，还有升迁到做梦都不敢想的高位的"新人"，以及这些梦想因既得利益者的霸凌戛然而止的故事。这一部分还将叙述小人物薪水增加、自信心增强，以及他们实施自救的强烈冲动；传统权威——主要在教会——变得摇摇欲坠，人们在上帝和人类之间努力找到新中介，人文主义者在其著作和视觉艺术中对瘟疫作出了反映。

本书以两个特殊的"瘟疫生活故事"作为结尾：首先是讲述一个工匠女儿的生平，她在瘟疫的背景下给予枢机主教和教宗指引，被尊为女圣人；接下来叙述一个旅馆老板儿子的一生，他因瘟疫沦落为孤儿，后来成为世界巨富，却从未与他自己、他的恐惧、他的金钱及世界和解。全书最后的后记再次指出 14 世纪中叶的鼠疫跟现今 2020 年的疫情的相同与不同之处，并像前面每个章节所做的那样，邀请读者对中世纪的鼠疫和当今的 2019 新冠病毒肺炎进行比较。至于结论，则任由每位读者在阅读过程中自己得出——通过参照遥远的过去来审视、检查并评价自己在当下的行为。

16

第一部分

瘟疫和人类

这种即将作为历史上最大瘟疫载入史册的疾病最初在西西里岛引起了欧洲人的注意:"于是就出现了下述情况:在 1347年的 10 月,差不多 10 月初的时候,热那亚人的 12 艘大帆船为了躲避我主上帝对他们的错误行为所施加的报复,在墨西拿城(Messina)①的港口停泊。他们的骨头里携带着一种疾病,所以凡是跟其中一人说过话的人,都会染上这种致命的传染病,并无法逃脱接下来的死亡命运。"¹这段被反复引用的经典叙述出自一部名叫《西西里岛史》(Historiasicula)的书,从 18 世纪末开始,该书的作者被认定为一个名叫米歇尔·达·皮亚查(Michele da Piazza)的方济各会成员。然而,这本书肯定不是他写的,其中一个主要原因是,这样一个人极有可能从来就没有存在过,然而,这并没有减少该书受欢迎的程度,因为它至今仍旧是时代精神的见证,不断地被人提起。这就意味着,欧洲对其历史上最惨烈的灾难的报道就其真实性而言,从一开始就打了非常大的折扣,而且这种情况还将继续下去。

经对其所写的编年纪事的分析,我们可以相当有把握地认为,这位身份不详的作者来自埃特纳火山(Ätna)②脚下的卡塔尼亚(Catania)③,该城对其竞争对手墨西拿怀有深刻而持久的嫉恨,主要是因为这座邻城从与东方的国际长途贸易中获得了

---

① 墨西拿城(Messina)位于意大利西西里岛的东北部,为该岛第三大城市,与意大利本土隔海相望。(如无特别说明,本书脚注皆为译者注)

② 埃特纳火山(Ätna)位于西西里岛东部,是世界上海拔最高的活火山,被列为联合国教科文组织世界自然遗产。

③ 卡塔尼亚(Catania)是西西里岛的第二大城市,坐落于该岛的东部,被列为联合国教科文组织世界文化遗产。

更多的利益。这种贸易又是通过像威尼斯和热那亚那样的海上商业大都市来进行的; 因此, 热那亚人被当作受到上帝公正惩罚的"害人精"也就不足为奇了。尽管当年所有关于黑死病的描述无一例外地充斥着怨恨和敌意, 但那位"假米歇尔"关于瘟疫初期的信息应该是可信的; 关于疫情在岛上蔓延的描述亦然: "当墨西拿的居民们意识到, 突然出现的死亡跟热那亚人的大帆船来到他们的城市密切相关时, 情急之下, 他们将热那亚人的大帆船赶出港口、赶出城市。然而, 瘟疫留在了那个城市, 并造成了骇人听闻的死亡率。"这种状况起先只限于墨西拿, 当地的社会秩序和家庭团结因为这种传染病而土崩瓦解。这场瘟疫暴露了人类的邪恶, 这一点也几乎成为所有关于黑死病的编年史中的一个主题。

但死亡很快就不再局限于墨西拿: "鉴于这些令人毛骨悚然的恐怖事件, 墨西拿的一些居民决定离开他们的城市, 以免在那里束手无策地等待死亡。他们不仅不想返回他们的城市, 甚至不愿意在它附近逗留。于是, 这些人跟亲人们一起在田野上和葡萄园里建造了栖身之处。然而, 大多数人移居到了卡塔尼亚, 因为他们希望卡塔尼亚的守护神圣女阿加莎(Agatha)[1] 能将他们从疾病中解救出来。"正因为有了这次迁徙, 这位编年史家成了目击者, 因为从此时起这场传染病像野火一样也在他所居住的城市蔓延开来, 从而导致当地人对来自其邻城的瘟疫难民作出了强烈反应。无论他们走到哪里, 都会遇到不信任的眼光, 被人驱赶, 他们在整个西西里岛上四处漂泊, 总是无法逃脱因感染而丧命的危险。

所有这些消息无一不带有强烈的感情色彩, 但总体来讲可以

---

① 圣女阿加莎(Agatha, 225~250 年), 卡塔尼亚人, 曾遭迫害。相传死后约一年, 当地居民用她的头巾阻止了埃特纳火山继续爆发。

视为无可争辩的事实；不仅因为这位编年史家本人是目击者，而且相当多指出西西里岛是瘟疫门户的相同或类似的报告为此提供了佐证。问题在于，瘟疫来自何方？

对此，来自皮亚琴察（Piacenza）① 的编年史家加布里埃尔·德·穆西斯（Gabriele de Mussis）这样写道："1346年，许多鞑靼人（Tartaren）和撒拉逊人（Sarazenen）部落在东方染上了一种莫名其妙的疾病，然后突然死亡。广袤的地区和省份，伟大的王国，人口众多的城市、城堡和村庄，都惨遭疾病肆虐，人们在很短时间内悲惨地死去。在一个归属于君士坦丁堡但由鞑靼人统治、名叫坦纳（Thanna）的地方聚集了许多来自意大利的商人，在与大批鞑靼人发生冲突后，该地被围困了一段时间，最后遭到放弃。面对鞑靼人的巨大军事优势，被强行驱逐的基督徒们不得不乘坐一艘武装船只退守一个被城墙围住的地方——卡法（Caffa）②，在那里为他们自己和他们的货物寻求庇护，而该城是热那亚人在之前一段时间建造的。"[2]

接下来，鞑靼人把位于克里米亚、作为热那亚人贸易站的卡法（今天的费奥多西亚）围困达三年之久，却始终未能攻克，因为被围困者可以从海上获得食品供应。然后，根据这位编年史家的说法，在上帝的旨意下突然暴发了黑死病："请看那里，这种疾病侵袭了鞑靼人，使他们的整个军队瘫痪，每天都让成千上万的人死于瘟疫，就像箭矢从海上射下来一样，消灭了鞑靼人的嚣张气焰。"[3] 但攻城者试图扭转乾坤，让这场灾难为己所用。"于是，因不幸和疾病而疲惫不堪、情绪低落，而且完全不知所措、没有任何救赎希望，只能等待死亡的鞑靼

21

---

① 皮亚琴察（Piacenza）为意大利北部的一座城市，深受米兰的影响，是一座著名的文化城市。

② 卡法（Caffa），现名费奥多西亚（Feodossija），位于克里米亚东南部。

人把感染瘟疫的死者的尸体用机器堆在一起，然后用抛石机抛到卡法城内，要让那里的所有人在无法忍受的臭气中走向毁灭。"[4] 这一战略取得了意想不到的成功。在数千名战士中，能够从这场战斗中脱逃的人寥寥无几，然而，出逃者的数量虽然微不足道，却足以感染整个世界。就这样，这场瘟疫迅速传遍亚洲，传到中国、阿拉伯、北非和希腊。根据德·穆西斯的说法，瘟疫通过下列途径传播到了西方："于是，一艘船由几个同样染上致命疾病的水手驾驶着，从上面提到的卡法城逃向热那亚，另一艘船则驶往威尼斯。"[5]

德·穆西斯的报告在黑死病的研究中具有高度的权威性，因为它被认为是亲身经历者对鼠疫的全面传播进行的跟踪描述。然而，这种看法建立在对这份报告很蹩脚的拉丁文的误译之上。这位编年史家简单明了地告诉读者，他已明智地从东方转移到了西方，最终要从他的故乡皮亚琴察讲述自己的亲身经历，[6] 而不是说他刚从卡法返回意大利。这场波及三大洲的瘟疫居然发源于热那亚人的小小贸易站卡法的说法，完全可被纳入传奇的行列。然而，这分明是瘟疫时期典型的推卸责任的现象，因为这位编年史家认为，这种传染病通过天主的旨意首先传染给"异教徒"，这些人反过来又传染给了基督徒。没有任何证据能证明这一点。至于说这场瘟疫从克里米亚随着热那亚的船只开始了向欧洲的大进军，由于各种原始资料的（时间）信息或多或少地保持一致，起码是相当可信的。

关于这场瘟疫最遥远的起源，来自西班牙阿尔梅里亚（Almeria）① 的穆斯林医生和学者伊本·哈提玛（Ibn Khatima）进行了更精确的定位："人们对于这一事件的开始和

---

① 阿尔梅里亚（Almeria）位于西班牙东南部的地中海沿岸，曾长期处于阿拉伯人的统治之下。

首次发生，没有形成一致意见。值得信赖的人告诉我，根据来到我们阿尔梅里亚的基督教商人的描述，瘟疫起源于中国，就像我从那些来自撒马尔罕（Samarkand）①、同样可靠和真诚的人那里所获悉的那样。中国是最东边的国家，黑死病从那里经波斯和突厥诸国传播到西方。"7② 据此，瘟疫从 1331 年开始在中国蔓延，当地人口据说从 1.25 亿减少到 9000 万。有证据表明，1338 年前后在中亚的高原地区暴发过黑死病，从那时起当地的死亡率明显提高，许多墓碑上显示的死因是瘟疫。这一传染病从那里继续向西扩散，大约在 14 世纪 40 年代前后到达黑海沿岸。

① 撒马尔罕（Samarkand），中亚历史名城，现为乌兹别克斯坦的第二大城市。

② 现在普遍认为，黑死病起源于亚欧大草原西部咸海地区。——编者注

第二章　传播

以卡法为起点，可以通过热那亚大帆船所走的线路来追踪传染的途径。这些人在佩拉（Pera）——大都市君士坦丁堡的一个郊区做过短暂停留。在那里执政的皇帝约翰内斯·坎塔库泽诺斯（Johannes Kantakuzenos）①在回顾时还原了瘟疫的传播线路："瘟疫从许珀耳玻瑞亚（Hyperborae）的斯基泰人②那里（俄罗斯北部）开始，几乎席卷了所有有人居住的地带，并造成那里大部分居民的死亡。因为瘟疫不仅侵袭了黑海、色雷斯（Thrakien）③和马其顿，而且波及了希腊和意大利，以及地中海的所有岛屿、埃及、犹地亚（Judäa）④和叙利亚，加上周围地区，可以说涉及整个地球。"8尤其对有权势的人来说，强调这场灾难的全球性特点特别重要，以避免自己成为他人攻击的对象。在这一背景下，这位皇帝在对疾病的症状作了极其准确的描述后，为这场前景黑暗的瘟疫投去了一丝曙光："然而，许多出现这一疾病的各种症状的人意想不到地恢复了健康。"9根据他的观察，这场瘟疫于1347年的11月和12月在君士坦丁堡达到高峰期，然后从那里扩散至爱琴海群岛、希腊本土、克里特岛、塞浦路斯、巴勒斯坦、黎巴嫩、叙利亚和尼罗河流域。

①　约翰内斯·坎塔库泽诺斯（Johannes Kantakuzenos），拜占庭皇帝（1347~1354年在位），是一个多产作家。

②　许珀耳玻瑞亚（Hyperborae）意为"北风之外"，是希腊神话中的极北之地，大致位于亚洲或欧洲的北部。斯基泰人（Skythen）是生活在东欧和中亚大草原的伊朗语系游牧民族。在古典时代的一些文献中，许珀耳玻瑞亚人和斯基泰人被等同起来。

③　色雷斯（Thrakien）濒临黑海、爱琴海和马尔马拉海，包括现在的保加利亚、希腊和土耳其的一部分。

④　犹地亚（Judäa），古代巴勒斯坦南部地区，包括今以色列南部和约旦西南部。

回头再看热那亚人的大帆船所走的路线！他们被驱逐出西西里岛后，黑死病的病毒株从那里毫不费力地越过狭窄的海峡扩散到意大利本土，几周后到达雷焦卡拉布里亚（Reggio di Calabria）①，那艘船则朝着它的母港热那亚驶去。大帆船在当地虽然被拒绝进港，但根据当地编年史家们的报告，部分船员还是上了岸，缘此，一场大瘟疫在意大利半岛的西北部开始暴发。从热那亚出发，那些绝望的水手向西继续他们致命的航行，并于 1347 年 11 月 1 日抵达马赛港。那艘船带着可怕的"礼物"的消息显然还没有在当地传开，因而在没有任何预防措施的情况下，瘟疫开始在这座城市肆虐。就这样，黑死病找到了进入法国的缺口；在北方，瘟疫现在沿着罗讷河（Rhone）②向北扩散，这是当时法国最重要的贸易路线；向西则走海路。1348 年 3 月，瘟疫到达阿维尼翁③，这一点有可靠的资料证明。

如果将马赛和阿维尼翁的可靠资料加以比较，就会产生一系列问题：为什么在仅仅一百多公里的距离内，瘟疫的传播需要四到五个月的时间？这样的距离快速信使可以在一天内跑完，商业车队则需要好几天时间，尽管如此，这种时间差距仍然难以解释。这不可能是封闭或其他保护措施造成的，因为这些措施当时在任何地方基本上都还没有实行。在意大利也发现了类似的时间差。不管人们把疫情的传播设定为从那不勒斯开始的南方线路，还是从热那亚和威尼斯开始的北方线路，也有可能是从两边同时传播，都没有很大区别：这场瘟疫在西西里岛和其北边的几个港

① 雷焦卡拉布里亚（Reggio di Calabria）是意大利南部的一个港口城市，与西西里岛隔海相望。

② 罗讷河（Rhone），发源于瑞士的阿尔卑斯山，在法国注入地中海。

③ 阿维尼翁（Avignon）位于法国南部，14 世纪曾为罗马教宗的居所，历史悠久，文化发达。

口城市暴发的时间是 1347 年秋天，而在罗马和佛罗伦萨暴发的时间是 1348 年春天，二者之间也有同样的时间差。

最迟从此时开始，瘟疫传播的时间顺序变得扑朔迷离，也变得更加难以解释。可以确定的是，法国西南部在 1348 年春天，包括巴黎在内的法兰西岛大区（Ile de France）① 于同年夏天受到瘟疫的侵袭。大约在同一时间，瘟疫在西班牙的一些城市传播开来，除非这些城市在早些时候已经因为其港口受到过瘟疫的侵袭。此后不久，瘟疫通过英吉利海峡传播到英国的城市。这种传染病还沿着罗讷河向东穿越阿尔卑斯山蔓延到现在的瑞士和德国南部，但在多数情况下，在更重要的一些德意志帝国城市和现在的荷兰，疫情暴发时已是 1349 年的春末和夏季，这些地方在第一波浪潮中较少受到影响，有的甚至安然无恙。所有企图测定瘟疫在陆地传播的平均速度的努力无不因为这些传播阶段上的时间差而宣告失败。凡是对疫情年份有相对准确的记录而且没有"时间跳跃"的地方，大体可以将传播的速度估算为每天一到两公里。还有证据表明，早在 1349 年，鼠疫就出现在苏格兰和爱尔兰，次年在斯堪的纳维亚半岛暴发，又明显地晚了很长时间。1352/1353 年，瘟疫扩散到了现在的俄罗斯和乌克兰。

与不同的传播速度相比，更需要作出解释的是这样一个事实：一些地区不是根本没有受到影响，就是死亡率非常低。比利牛斯山脉的某些山区没有受到影响，对同时代的人来说并不难理解，因为这些地方远离主要交通线。然而，就连德国南部的贸易城镇和米兰这样的大都市，以及今天波兰的大部分地区也基本上没有受到波及，人们当年就想知道其原因，而且这一点直到今天仍然对研究人员提出各种挑战。

---

① 法兰西岛大区（Ile de France）指以巴黎为中心的大区，位于法国西北部。

第三章 症状和原因

黑死病首次在欧洲出现 20 年后，教宗御医居伊·德·肖利亚克（Guy de Chauliac）极其概括地描述了它的特点："黑死病以两种形式出现。第一种持续两个月，以连续发烧和吐血为特征。那些染病的人在三天内死去。第二种形式持续到瘟疫结束，同样是长期发烧，病人四肢外侧有皮疹和疙瘩，特别是胳肢窝和腹股沟处。"[10] 那位知识渊博的拜占庭皇帝所作的描述则更为详细，在诊断性方面也毫不逊色："这种疾病并非在所有人身上都完全一样。有些人立即死亡，就在当天，甚至在几个小时内。那些感染持续两到三天的人，首先是发一场体温非常高的高烧，然后，当疾病到达头部时，就再也说不出话来，陷入一种深沉

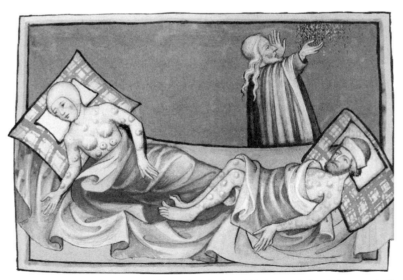

图 1　由于法老不让犹太人离开，上帝以出黑痘对埃及施加惩罚。这种黑痘在 1411 年的《托根堡圣经》①中通过黑死病疫瘤来进行描述。而根据同时代人的描述，黑死病的表现形式要比这里描述的情形可怕得多。

---

① 托根堡（Toggenburg）在瑞士东北部圣加仑州。

的睡眠……但在其他人身上，疾病并不是在头部，而是在体内的肺部发作，并在胸部引发最剧烈的疼痛，导致吐痰带血，并且伴随着来自身体内部的不同寻常的恶臭气息。而喉咙和舌头就像被热气烤干了一样，又黑又出血。他们不管喝多少水都无济于事，还都遭受着失眠的痛苦，并且浑身疼痛。在肩膀的上面和下面，有些人在下巴上，另一些人则在身体的其他部位形成了不同大小的沉积物，这些沉积物又发展成黑色瘤。"[11]这一描述也将发病过程的两种主要形态区分得一清二楚。

医生和皇帝在其职位上有义务进行客观描述，因为他们的任务在于将恐怖及其后果控制在一定范围内。在瘟疫到来后迅速蔓延的空前恐怖跟下列情况有关：这种疾病的症状及其原因闻所未闻，因而陌生；传播速度快得不可思议；医生完全束手无策，无法实施救助；结局不可避免，死亡的人接连不断，数量之多，不知其名；但最重要的，也许是伴随着死亡过程的恐怖现象。

鉴于上述所有特点，这场瘟疫成为生动的文学描写的绝佳素材，下面这段出自成就卓著的诗人作家乔万尼·薄伽丘（Giovanni Boccaccio）笔下的叙述就是一个例证："它（瘟疫）的症状并不像在东方那样，鼻孔出血是必死无疑的预兆，而是在开始时，染病的男女在腹股沟处或胳肢窝下出现某些肿块，有的肿胀到普通苹果那么大，有的像冰激凌球，有的更大些，有的更小些；这些肿块在民间被称为'疫瘤'（gavoccioli）。这些致命的'疫瘤'在很短时间内毫无例外地从身体的上述部位蔓延到身体的各个部分。之后，疾病的外部症状表现为黑色斑块或深蓝斑块，在手臂、大腿和其他地方变得越来越多，有些人身上大而少，另一些人身上小而密。这跟'疫瘤'一样，都是死亡的预兆，只要出现这种情况，那就必死无疑。"[12]对瘟疫及其生理和心理后果的这种生动叙述固然令人印象深刻，但跟那位医生和那位皇帝的描述相比，它有两个严重的不足之处：它并没有区分肺鼠疫和腺鼠疫的不同形式，而且错报了出现皮肤斑块和肿块的顺序。

加布里埃尔·德·穆西斯的描述旨在传播恐怖和激发有益的敬畏："起初，他们（黑死病患者）被一种恶冷的僵硬感所袭击，这种僵硬感攫取了整个身体，好像被长矛刺穿、箭镞折磨一般。其中一些人在肩关节处的胳肢窝，其他人在躯干及大腿之间的腹股沟处出现又硬又厚的皮肤斑块；当这些斑块增大时，就会带来可怕的暴发。这些情况迅速升级为最严重的发烧和腐烂，以及最剧烈的、压倒其他症状的头痛，在一些人身上还出现难以忍受的恶臭，另一些人则开始吐血。还有一些人除了老的肿块外，身上又长出新的肿块，分别在背部、胸部和大腿上。此外，还有一些人陷入类似麻醉的状态，再也无法被叫醒。这是天主进行威胁的征兆。所有这些人都悲惨地死去。"[13]

整个欧洲对疾病症状所进行的描述都没有超出上面讲述的范围，有些人观察得更为仔细，另一些人则更有想象力地加以发挥，但各有自己的目的、冲击的方向和敌对形象。其中最准确的描述与当今科学水准对这种传染病的分类基本吻合。黑死病最常见的表现形式——当年的所有描述在这一点上是一致的——是腺鼠疫变体，这种变体——这一点没有逃脱德·穆西斯等编年史家的注意——尽管症状很可怕，但它确实保留了一定的生还机会："没有任何药方可以救治吐血。那些陷入沉睡的人和开始发臭腐烂的人很少能够逃过死亡的劫难；只有高烧退去后，偶尔有人可以幸免于死。"[14] 根据今天的推测，病到这种程度的人中有四分之一能够侥幸逃过死亡的命运，但这种量化结果从来都是极不准确的。就这种流行病的第二种主要表现形式——肺鼠疫而言，最新的研究也同意德·穆西斯的看法：这种病无一例外是致命的。它可以从腺鼠疫发展而来，但也可以直接通过一个被感染的人传染上。第三种变体，即败血性鼠疫，在当年的报告中也偶有提起，如果谈到死亡发生在一天或更短的时间内的话。这种血液中毒可以从那两种主要类型的特别严重的发病过程发展而来，但很少出现。

对症状和病程的描写深度与对其发生和传播的解读之间有着天壤之别，医生、占星师和神学家们的所有解释尝试更多是说明当时的假设、偏见和心态，而不是感染的实际方式与机制；因此，这些内容属于专门讨论人类如何应对瘟疫的章节。在此，某种程度上作为与 21 世纪的各种诊断的对照，我们只需要明确一点，即虽说研究 1347 年暴发的鼠疫的文章数量众多，却没有一篇对这场传染病的原因和传播途径作出过像样点的解释。这种"盲目现象"又可以通过下列事实来解释：符合我们当今理解的"科学"的人类医学不仅出现得很晚，而且发展得非常缓慢，最早在 19 世纪上半叶才达到数学和物理学早在很久之前就已达到的水准。出现这种阶段差，总体上是因为关于人体性质的陈述——这一点与数字和机械不同——在更大程度上被神学和哲学垄断，这就意味着存在讨论禁区和思想禁锢，一些陈述也因此被篡改。此外，相比以动物、植物和石头为研究对象的领域，古典权威在人体研究领域的影响要大得多。这些情况加起来就形成了一道由所谓经受过考验的先验知识组成的不可逾越的屏障，在这样一道屏障面前，一种更注重实践、偶尔会对黑死病死者进行解剖的做法不可能有任何机会。

在这一背景下，欧洲在 14 世纪对瘟疫原因进行的"诊断"异乎寻常地一致：人们在不祥的星象中看到了黑死病暴发的最关键原因，即致命的空气从那里被送往地球。有各种心理障碍阻碍对瘟疫进行更详细的调查，当中尤其有一种思想禁锢：应该是动物，即低等生物把致命的病菌传播到上帝创世的"皇冠"——人类的身上，然而，这种想法既与基督教神学、也跟人文主义哲学的基本原则相矛盾。

因此，跟当时的专家们相比，非专业人士给出的防止瘟疫蔓延的建议往往更为适用，这就不是巧合了：应该尽可能地远离感染区，并退缩到绝对的孤独中去。根据当时的主流医学理论，这样做完全无济于事，因为带来毁灭的空气无处不吹。然而，从人的健全的理智层面看，这种逃避瘟疫的做法当然是行之有效的，就像纯粹的经验所昭示的那样。

最终解开"瘟疫之谜"要到 19 世纪的最后几年，当时，一场鼠疫肆虐中国——那是到目前为止最后一次鼠疫大流行。1894 年，来自瑞士西部的研究人员亚历山大·耶尔森（Alexandre Yersin）[1] 在香港确认一种细菌是鼠疫病原体，自 1970 年以来，这种细菌就一直以鼠疫耶尔森氏菌（Yersinia pestis）命名；耶尔森确定家鼠（Rattus rattus）为其宿主。三年后，绪方正规（Masanori Ogata）[2] 和保罗 - 路易·西蒙德（Paul-Louis Simond）[3] 在孟买找到了缺少的环节（更确切地说，是感染链中的跳转环节）：跳蚤，它从老鼠跳到人身上。于是，鼠疫传播的四个节点及其顺序至少看起来可以确定了：细菌感染跳蚤，跳蚤感染老鼠，染病跳蚤又经老鼠到达人类那里。在 20 世纪，研究集中在传播的第一和第二环节。人们发现，鼠疫耶尔森氏菌约有 2 万年的历史，并且已经演化出不同的变种，对此，可以用这一时期发生的遗传变化加以解释。在这些变种中，只有那种非常恰当地被称为"中世纪"（mediaevalis）的变种有可能导致欧洲大约在 6 世纪

32

---

① 亚历山大·耶尔森（Alexandre Yersin，1863~1943 年），瑞士医生和细菌学家。

② 绪方正规（Masanori Ogata，1853~1919 年），日本细菌学家。

③ 保罗 - 路易·西蒙德（Paul-Louis Simond，1858~1947 年），法国生物学家。

中叶经历的（以当时拜占庭皇帝之名命名的）查士丁尼鼠疫（Justinianische Pest）① 和 1347 年的鼠疫。

对鼠疫跳蚤的研究则更具有争议性，而且往往意识形态味道甚浓。作为鼠疫传播者的跳蚤主要有三种：印度鼠蚤（Xenopsilla cheopis）为典型的"鼠蚤"，特别是在比较温暖的地区出现；欧罗巴鼠蚤（Nosopsyllus fasciatus）是在较凉爽的气候中"代替"印度鼠蚤的跳蚤；最后是"人蚤"，在学术上第一个对它进行描写的人卡尔·冯·林奈（Carl von Linné）② 非常恰当地以"烦人的跳蚤"（Pulex irritans）为其命名。在这三个"主要嫌疑犯"中，印度鼠蚤长期被认为是1347 年瘟疫的始作俑者，但有一个事实不支持这种说法：这种鼠蚤在 14 世纪欧洲很常见的寒冬里很难生存下去。另外，欧罗巴鼠蚤显然更喜欢老鼠血而不是人血，并且只有在老鼠血供应不足时才吸食人血。因此，"烦人的跳蚤"作为元凶引起了人们的注意后，家鼠也就相应地退出了人们的视野，因为后者已经谈不上是人蚤的宿主及载体了。按照这个理论，那些从被围困的卡法逃出来的热那亚水手带回来的就不是感染上鼠疫耶尔森氏菌的啮齿动物，而只是感染上这种细菌的跳蚤。

支持"老鼠无罪"的最有力论据，是家鼠本身就死于鼠疫病原体，就是说在人类瘟疫发生之前，或者至少在其发生之际，肯定发生过家鼠鼠疫，就像阿尔伯特·加缪（Albert Camus）在其小说《鼠疫》（*Die Pest*）中所作的生动描述那

---

① 查士丁尼鼠疫（Justinianische Pest）是 541~542 年在拜占庭帝国暴发的一场大瘟疫，影响包括君士坦丁堡在内的许多地区。查士丁尼鼠疫帝为东罗马帝国皇帝（527~565 年在位），曾收复大片领土，重建索菲亚大教堂。

② 卡尔·冯·林奈（Carl von Linné，1707~1778 年），瑞典自然学者，现代生物学分类命名的奠基人。

样。然而，虽说有相当多的鼠疫编年史家报告说，鼠疫也影响到了动物，但在这种情况下提到的是狗和猪，却从未提到家鼠。也许老鼠的"无罪释放"也跟下列情况有关，即它们自古以来一直是人类"餐桌上的美味"，从某种程度上讲是家庭生活的一部分；因此，涉及黑死病这样的特殊事件时，它们似乎就不会受到质疑。

然而，最近一段时间天平再次向"老鼠理论"倾斜，部分原因在于，南半球最后发生的鼠疫案例已经清楚地证明没有人蚤的参与。至于在资料来源中为何没有任何关于老鼠死亡的报告，可以作如下解释，即生命力很强的老鼠大多生活在储藏室和阁楼中，并且主要是在夜间活动。它们的大规模死亡不一定能引起人们的注意。然而，这一争论并没有因此而有定论。你要是愿意，也尽可以将此看作为 14 世纪的医生"减轻责任的论据"，因为如果连 21 世纪的自然科学对"传染链"的关键节点都有不同看法，那么，在 17 世纪初发明第一台效果还不尽如人意的显微镜之前，学者们又怎么可能想到这种自圆其说的解释呢？更何况跳蚤的叮咬，不管是什么种类的跳蚤，对不同的社会阶层来讲都是日常生活中理所当然的事情。

一些医学史学家走得更远，他们甚至质疑鼠疫耶尔森氏菌是 14 世纪鼠疫病原体的说法。他们建议将这场瘟疫解释为病毒性疾病。然而，"考古生物学"就此已经提供了令人信服的证据：在 14 世纪的许多"鼠疫坟墓"里的死者骨骼里，尤其在牙齿上，检测出了耶尔森氏菌。

第四章　死亡率与人口损失

阿拉伯学者和政治家伊本·赫勒敦（Ibn Khaldun）[1]在突尼斯经历那场鼠疫时还是一个 16 岁的孩子，在他看来，瘟疫对人类历史产生了根本性的影响："无论在东方还是西方，人类文明经受了一次毁灭性的沉重打击，即黑死病的打击，这场瘟疫毁灭了许多国家，并将大片大片的人口从地球上抹去。"[15]人类在其历史上取得的所有文明成果都因为人口的大规模死亡而受到最严重的威胁，按照伊本·赫勒敦的说法，其中很多已经消失。因此，文明发展与人性方面的损失跟死者的数量成正比。鉴于此，我们要向有关 1347 年鼠疫的原始资料提出的最重要问题之一是，这场瘟疫究竟造成了多少人的死亡。在这种情况下要面临的问题是，编年史家们给出的数字——这一次是例外——不是太低，而是太高。"最恐怖"的数据称，许多村庄人口死绝，有些城市的死亡人口高达 70% 到 90%；中间的数据大约在 50% 至 60% 这个范围；认为死亡人口为三分之一甚至只有四分之一的说法较为少见；认为只有十分之一或更少的看法更是极为罕见，完全可以忽略不计。

情况也只能如此。14 世纪的欧洲城市没有哪一个有人口登记册；个别可靠的"人口普查"到 15 世纪才出现，例如佛罗伦萨，而且之后仍然属于特例。在面对瘟疫的情况下，过分夸大它所造成的死亡人数是完全可以理解的。这类量化如果涉及的是小范围，比如许多男女修道院和主教区修士团的死亡人数，就会更加可信。这类记录中的极品出自基尔肯尼（Kilkenny）[2]的爱尔兰方济各会修士约翰·克林（John Clyn）

---

① 伊本·赫勒敦（Ibn Khaldun，1332~1406 年），阿拉伯穆斯林学者，历史学家。

② 基尔肯尼（Kilkenny）是爱尔兰的一座古镇。

的笔下:"差一点就死过去了,在等待我的结局之际,我小心翼翼地写下我所听到和学到的一切。但为了避免我的记录丢失,不让这部作品与它的创作者一起消逝,我备好了羊皮纸,以便——万一将来有人幸存下来的话——能够继续写下去,让一位亚当的后裔能够将我开始的工作继续到底。"[16] 修道院的高死亡率可以通过密切接触的共同生活来解释。几乎所有鼠疫报告都认为,一旦这种传染病感染了由好几人组成的集体中的一员,其他成员通常就无法逃脱被感染的命运。此外,神父们提供的关于某个村庄或者某个城区的黑死病死者的明确信息是相对可靠的。然而,这并不能说明它们具有代表性。

较大地区和个别城镇的数据差异极大,因而不管是人们对瘟疫的感知,还是他们(作为一种应对方式)在量化方面的努力——或表达主观感受,或肆意滥用——都应得到谨慎对待。在此,引用一组较新的数据就足以说明,要像看待"死亡之舞"——在久久挥之不去的鼠疫梦魇中流行的一种绘画体裁——一样看待历史上的统计数据。据估计,意大利当时的人口约为1100万,死亡人数却达到500万,即将近一半。而作为这场瘟疫的门户,热那亚、比萨和威尼斯这三大港口城市死亡率据称"只有"30%,这一数字还不到当年估算的佛罗伦萨死亡率的一半。这里无须赘述,所有这些数字或多或少都建立在毫无根据的估算之上,这些估算充其量是以少数经过核实的数字为依据,然后大胆地对其进行演绎。

近些年来,有一种"计算结果"占了上风:1348年至1353年,8000万欧洲人中有5000万人死于黑死病。与之相反,对今天的德国地区所进行的更严谨的推算表明,其死亡率仅为十分之一;只是这又和汉堡、不来梅的人口损失估算值(50%至70%)形成了无法解释的矛盾。阿维尼翁的数字非常接近汉堡、不来梅的估算值,那里的黑死病死者人数据说达到30000

人。如果考虑到该城当时总人口的可靠数字为 40000 人，那么上面的数字称得上是鼠疫耶尔森氏菌索取的最骇人听闻的代价了。然而，后续我们将看到一些较为准确的具体数据，在它们面前，这种骇人的代价恐怕只能被定性为历史奇谈了。

还有一种替代方法就是考察某个地区有文化创造力的精英们状况如何，并研究这个群体在瘟疫期间的死亡率。如果算上所有因其作品和有参考价值的生平记录而留名于世的画家、雕塑家、建筑师和作家，那么意大利有 44 个人可作为我们的研究对象。[17] 所有这些榜上有名的精英在 1348 年的危机之年都已成年，并通过个人的作品名闻遐迩；其中至少有 39 人在这时已是大名鼎鼎，至少在局部地区如此。在这些艺术家和"知识分子"当中，仅有两人去世，即锡耶纳（Siena）① 画家安布罗吉奥·洛伦泽蒂（Ambrogio Lorenzetti）② 和他在佛罗伦萨的同行贝尔纳多·达迪（Bernardo Daddi）③，他们俩死于鼠疫的可能性较大。安布罗吉奥的兄弟皮耶罗（Pietro）通常也被算在鼠疫死者的行列，可他早在 1345 年就从资料中消失了。而比萨的两位雕塑家乔万尼·迪·巴尔杜乔（Giovanni di Balduccio）④ 和安德烈亚·皮萨诺（Andrea Pisano）⑤ 也经常出现在这类"死亡名单"上，但根据最新的研究，他俩在 1349 年 11 月显然仍然健在，即活到他们各自所在的城市瘟疫结束后。

---

① 锡耶纳（Siena），意大利托斯卡纳大区的一座古城，以其中世纪建筑闻名于世。

② 安布罗吉奥·洛伦泽蒂（Ambrogio Lorenzetti，1290~1348 年），锡耶纳画派的代表人物之一。

③ 贝尔纳多·达迪（Bernardo Daddi，1280~1348 年），佛罗伦萨最杰出的画家之一，对文艺复兴运动作出了特殊贡献。

④ 乔万尼·迪·巴尔杜乔（Giovanni di Balduccio，约 1290~1339 年后），意大利14 世纪上半叶的雕塑家。

⑤ 安德烈亚·皮萨诺（Andrea Pisano，1290~1348 年），意大利雕塑家和建筑师。

　　诚然，这样一种计算很难说有多大说服力。它没有考虑后起的艺术家，这些人尚未出类拔萃，因此死后无名。对于已加入行会的视觉艺术的"实力派"代表人物和大多属于上层社会的"文学家"来讲，鼠疫耶尔森氏菌向他们索取的代价低得惊人，却说不出有什么特定的原因。画家和雕塑家属于手工业者，通常没有那么多钱财退隐到别墅或其他多少可以独处的地方。此外，还有证据表明，即使在瘟疫肆虐最严重的几个月里，人们并未停止签订和履行壁画、雕像创作和礼拜堂建设的合同。

　　不言而喻的是，这个行业的低死亡率并不能生搬硬套到更大的人口群体中。其他行业人员，比如那些为奄奄一息的人起草遗嘱的公证人，当然还有给予他们安慰并提供圣礼的神职人员，在欧洲许多城市的死亡率为 50% 至 70%，这已得到可靠的证实。然而，有文化创造力的精英们的超强生存能力不啻一个有益的警告：要以怀疑的态度看待同时代人和许多历史学家提供的极端数据。这种生存能力驳斥了人们经常提出的论点，即认为意大利的瘟疫灾难造成了风格的停滞，甚至使其落后于已经达到的水平。

　　缘此，若对欧洲平均死亡率进行估算，要切记谨慎；总体而言，它更有可能达到人口总数的四分之一，而不是三分之一。这种"维度的修正"（Redimensionierung）并不能消除人们对大规模死亡的恐惧，但它确实解释了为什么除了少数例外，公共秩序并没有完全崩溃，尽管许多关于鼠疫的报告振振有词地宣称，法律和秩序曾经土崩瓦解。此外，这类编年史中的大多数都以一种司空见惯的方式强调，这种新型死亡特别可怕，有太多人接连死去，甚至都没来得及被人记住姓名。它毫无区别地降临在所有人口群体身上，让所有人平等。除此以外，一些作者还认为，他们观察到在某些群体中出现了难以解释的死亡高发现象: 有人认为死神偏爱年轻漂亮的女孩, 另外的人则说死神紧盯孕妇不放, 还有人相信死亡的男性多于女性。至少有少数几位特别敏锐的观察家指出, 即使在大规模的死亡中, 社会不平等现象依然普遍存在, 因为跟较高阶层的人相比, 普通人还是死得更多。当然, 即使在封官加爵的人当中, 死神也在游荡。虽说卡斯蒂利亚 (Kastilien) 和莱昂 (Leon) 国王阿方索十一世 (Alfonso XI)[1] 是欧洲唯一一个成为这场瘟疫的受害者的在位君主, 但在一些统治家族的近亲中, 死亡之神却屡屡得手。如阿拉贡 (Aragon) 国王佩德罗 (Pedro)[2] 的妻子、女儿和侄女在 6 个月内均死于黑死病。

但总体而言, 欧洲的精英们比中下层民众更能有效地保护自己。所以说布法马可 (Buffalmaco) 在比萨洗礼堂墓园 (Campo Santo in Pisa) 的那幅作于瘟疫暴发前几年的著名壁画[3] 颠倒了死亡的关系。画中乞丐和无家可归者对死神喊出绝望的诅咒, 因为死神没有将他们从尘世的悲惨生活中救赎出来, 却让富豪与美女得到解脱。现实生活中的情况却相反, 这很容易解释, 因为生活条件不同。在 1347 年至 1353 年的欧洲城市, 上层和下层社会虽然并非分开生活, 而是草屋与宫殿毗邻; 但草屋毕竟很狭窄, 回旋的余地几乎等于零, 卫生条件更是糟糕透顶, 与南美贫民窟的条件最为相似。

这种死亡方面的不平等最初并没有造成革命, 也许是因为"全世界受苦的人"跟"快乐的少数"相比无所畏惧。他们的

---

[1] 阿方索十一世 (Alfonso XI, 1311~1350 年), 曾率军队打败来自北非的穆斯林军队, 在围攻直布罗陀时死于鼠疫。

[2] 佩德罗四世 (Pedro IV, 1318~1387 年), 曾为阿拉贡、瓦伦西亚和撒丁岛国王。

[3] 布法马可 (Buffalmaco), 生卒年不详, 意大利画家, 活跃于 1315~1336 年, 对湿壁画影响巨大, 在洗礼堂墓园的壁画以《死亡之胜利》(*Triumph des Todes*) 为题。

预期寿命反正低得可怜，只有 30 岁，所以不在乎是死于劳累和疾病，还是死于鼠疫，后者至少能让死亡来得更快些。对于胆大的人，瘟疫也提供了一个独特的机会，因为富人在对死亡的恐惧中愿意花大价钱买到良好的服务和照顾。那些敢冒风险进入"染疫"房屋并接近病人的人，可以赚取丰厚的报酬。但是，小人物的大好时光还要等到瘟疫过后：那些在疫情中幸存下来的人，其生活条件将比以前好很多。

第五章　富人与穷人

黑死病的故事如果能够讲述人们应对瘟疫的方方面面，无论是个人的故事还是利益集团、社团组织的故事，又或者是某个阶层的成员的故事，都会非常引人入胜。在这种情况下，我们可以了解人们如何看待和评价瘟疫，哪些人群因为瘟疫被接纳或遭到排斥，人们树立了哪些敌对形象，对社会阶层的晋升抱有何种希望，或者在瘟疫面前对自己在等级和威望方面的损失有多担心。我们还可以看到，他们如何保护自己，又是怎样采取预防措施的。瘟疫不管在哪里暴发，都会加剧紧张局势，使社会出现分裂，让家庭兴盛或衰落。瘟疫撕破了旧的关系网络，新的网络随之建立；瘟疫还对传统的忠诚度提出质疑，造成依附关系的改变。我们对欧洲黑死病肆虐过的场所进行了筛选，然后对其进行研究，探讨当时人们在疫情中做过的所有事情。在这之前，我们将对 1347/1348 年重大转折前的社会、政治和文化状况进行简明扼要的介绍，这样有助于人们理解在当地发生过的事情。

但凡涉及对黑死病的描述，几乎都是反映都市里发生的事件。至于说农村也有死亡现象，最多只是在谈及逃亡的利弊时才顺便提起。不管在庄园、村子还是在个别农户家里出现黑死病死者，一般情况下都是悄然无声地掩埋掉。与此同时，这场瘟疫在人口和心理方面造成的前所未有的巨大冲击只能用以下事实来解释，即它发生在人口密度很高、在金钱和权力分配上极不平等的都市社会，而且那里有更多的人有能力为后人留下他们的观察和解释。因此可以假设，倘若早 400 年，耶尔森氏菌在欧洲的传播就会受到更多的限制，造成的反响也会更小，因为当时的城镇数量要少得多，规模也小得多。这种情况从 1350 年起表现得仍然很明显，因为在城市化程度明显较低的欧洲大陆东部，这种流行病或者传播不广，或者完全没有发生。

　　意大利之所以成为这场瘟疫的门户，跟其特别高的城市化程度密切相关，这种城市化为意大利半岛在经济上享有龙头地位并在现代性方面领先其他国家奠定了基础。从 12 世纪起，来自意大利北部和中部的生意人们给欧洲经济带来了翻天覆地的变化，主要是通过建立银行和进行与之相关的信贷和汇票业务，大笔资金通过这种业务以前所未闻的速度从一个城市转移到另一个城市，从一个国家转移到另一个国家。这场货币革命的主要推手是教会，它们一方面以越来越高的效率对欧洲神职人员进行征税，另一方面却从神学角度谴责货币行业，从而逼迫人们进行空前的弄虚作假。与此同时，一种国际批发和远程贸易在人口稠密的港口城市发展起来，这种贸易既为上层社会提供奢侈商品，同时也从地中海更偏僻的地方运来粮食，为较为贫穷的阶层提供更好的生存机会。这种商业全球化一直蓬勃发展到 14 世纪 20 年代，从中衍生出使意大利北部和中部发展成欧洲经济领先区域的第三个行业分支——纺织业，该行业依赖于欧洲西北部，尤其是英格兰和苏格兰提供越来越多的羊毛。与 19 世纪的工业化不同，布料和成衣在 1348 年并不是在某一个中心生产基地，而是根据"分发加工包销体制"的原则在不同的地方和不同的生产点生产出来的。因此，参与生产的有人数众多的手工业者，但更多的却是城镇和乡村的普通临时雇工，跟"中型"企业主不同，这些人在工资和工作时间方面受到大企业主的残酷剥削。最后，这些企业主通过他们在欧洲最重要的贸易场所的分店销售其终端产品，获利匪浅。

　　在最重要的银行、批发和纺织品生产中心，如佛罗伦萨、锡耶纳和卢卡（Lucca），社会的反差和社会阶层之间的经济差距特别巨大。在这些城市，至少有 60% 的人口生活在接近

贫困线的水平，所以相应地容易出现危机。在 1100 年前后的
几十年里，意大利先后成立了独立的城市共和国，这些经济中
心的社会与政治领导层彻底实现了精英人士的更新换代。当黑
死病暴发时，一个新的统治阶层已经在意大利北部和中部的大
部分城市稳健地统治了半个多世纪，这一阶层历经几代人的艰
辛，在不同行业从小本经营起步，最终做到全球性的规模，从
吃喝不愁发展到极为富有，一步一步地取代了那些以乡村为基
础、最初占主导地位的贵族阶层，最后按照自己的意愿重新安
排在政治上具有关键作用的官员的任免，从而赢得了权力。

　　因此，在瘟疫暴发前夕，意大利的城市在经济和政治方面
的垄断融合在一起，虽然对中产阶级作出过微小的让步，比如
用为数不多而且基本上无足轻重的乡镇官职对他们实施补偿，
目的是让他们在政治上安分守己。在坐拥经济实力的同时，对
城市及其周边地区的命运施加实际性的影响，此二者的融合对
瘟疫的发展过程至关重要：政治上占主导地位的圈子之所以有
影响力，主要归功于他们的财富，如前所述，这些财富来自批
发贸易、银行业务和纺织品生产。然而，他们的领导地位只有
在一个边界开放、货物流转畅通无阻的系统中才能得到保障。
另外，各界人士很快就明白，瘟疫正是通过这些货物在陆路和
水上的运输才得以传播的，因此只有通过彻底封锁、取消或至
少是严格控制商业往来才能限制或防止瘟疫的蔓延。然而，无
论在哪里，这些身为"早期资本家"的统治阶层都不愿意这样
做。适当的措施落实得太晚，甚至可能根本就没有落实，这
必然进一步加剧而不是缓和社会的冲突。对于中产阶级的代
表——他们在权力上的分量与他们的政治野心成反比——来
讲，这是一个前所未有的丑闻：利润比人的生命贵重，一种在
2020 年这样的瘟疫大流行时期也经常出现的现象。

　　事实上，由此引发的怨恨只是在疫情开始前不久或刚暴发时

零星地表现出来，而且在大多数情况下都明显滞后，这种现象并不奇怪，只要大规模的死亡仍在继续，争取生存的策略就是重中之重。疫情的原因找到后引发了反思和愤怒，但那已经滞后了很长一段时间，有的甚至是几十年之后。然而，对瘟疫到来的恐惧也能释放相当大的能量，这一点在德国的一些城市表现得尤为明显，其造成的后果是灾难性的。可是，那些具有代表性的鼠疫报告无一例外都是在事件发生后很久才写成的，像爱尔兰修道院空荡荡的祈祷室里最后幸存下来的那位修士所写的"现场报告"基本上属于例外。所以，对那场瘟疫的各种描写很大程度上都是以"后疫情时代"的印象和经验为主。

42

根本的利益冲突在像佛罗伦萨那样的银行业和工业城市，以及意大利大多数都市里都表现得非常突出：一边是开放性的"全球化"经济的获利者，另一边是有限的、以本地优先原则为指导的区域最大化经济的倡导者。在热那亚和威尼斯这两大港口城市，即灾祸从西西里岛传来后最先摧残的地方，社会的裂痕肯定特别深。统治这两个城市的是一个基本封闭的统治阶级，这些人争取到了贵族身份，同时却丝毫不以大规模从事贸易和银行业务为耻，从而与欧洲其他的封建贵族形成鲜明的对照，对后者来说，从事商业活动与他们的身份不符，并会导致其失去贵族地位。在热那亚，格里马尔迪（Grimaldi）、多利亚（Doria）、斐斯齐（Fieschi）和斯皮诺拉（Spinola）等占主导地位的家族甚至将其扩张后的统治地位和在农村、利古里亚（Ligurien）①和撒丁岛等地的统治权跟资金雄厚的公司（股份）及各种贸易关系捆绑在一起。在威尼斯，执政的贵族（nobili）出身较低，在乡下也不占有多少田产，但他们在这个潟湖大都市本身占有更多的优势。威尼斯商人贵族的"瘟疫政策"造成的长期影响如何，本书

---

① 利古里亚（Ligurien）为意大利西北部临海的一块区域。

将用专门的篇幅进行介绍。

比萨提供了一个意大利罕见的权力斗争的事例，这场斗争是由瘟疫直接引发的，或者至少在很大程度上是由它引起的。在被阿尔诺河（Arno）的泥沙淤塞前，比萨曾是意大利半岛比较重要的贸易中心之一，但与热那亚和威尼斯相比却明显处于衰退状态。四十多年后回首往事时，《比萨纪念堂》（*Monumenta Pisana*）一书的匿名作者叙述了疫情开始的情况："1 月初（1348 年），两艘热那亚帆船从拜占庭地区来到比萨，并停靠在鱼市广场边。所有与该船船员交谈的人都染上了瘟疫，不久便死去。"[18] 同样的信息几乎逐字逐句地出现在比萨的一本编年史里，这本书被认为是由一个名叫贝尔纳多·马兰戈内（Bernardo Marangone）的人撰写，但无法确认此人身份，所以可能是杜撰的，该书一直追溯到 1406 年，有可能于 16 世纪才写成。在上述两个文本中，注明的疫情暴发时间都是在一场政治动荡之后不久，但有证据表明，那场政治动荡显然是在 1347 年 12 月 24 日发生的，也就是在疫情发生之前，即在预期瘟疫暴发之际。然而，这显然与两位编年史家的说法不同，他们把疾病的传播归咎于那两艘在文献中已经臭名昭著的热那亚船只，并把它们抵达的时间往后推延，因此显然是错误的；有一点可以确认，即那两艘船 10 月就离开了西西里岛，11 月 1 日抵达马赛。要说曾有第二支这样的倒霉船队行驶在海上，这种可能性也可以大胆地予以排除。因此，比萨的传染病肯定早在 1347 年秋天就已经扩散，如果关于热那亚的那两艘鼠疫帆船的报告并非虚构的话。鉴于这两本编年史的撰写时间较晚，至少可以想象，他们是按照其他港口城市，如热那亚和马赛的报告模式杜撰了疾病的传播：靠岸的时间很短，为此而遗憾的时间很长。

反正事实是，疫情刚刚暴发或即将暴发之际，在城墙内发生了一起政变，另一本更接近这些事件的匿名编年史对此作了精确的描述："蒂努西奥·德拉·罗卡（Tinuccio della Rocca）被驱逐，迪诺·德拉·罗卡先生（Dino della Rocca）和他的追随者也一起被放逐……驱逐他们的起义军领导人叫安德烈亚·德·甘巴科蒂（Andrea de' Gambacorti）。他亲自发动对那些人家的进攻并取得了胜利，然后抢劫一空，把房子烧毁。"[19] 这显示了一个典型的瘟疫冲突的格局。蒂努西奥·德拉·罗卡是贵族和批发商政党天资颇高的领袖，他消灭了一个敌对的派别，现在又被甘巴科蒂集团剥夺了权力。该集团领导人本身就是一个集贵族和富有的批发商于一身的人，但在推翻旧日的统治者时得到了中产阶级代表的支持。这些统治者的政党——有许多证据说明——通过征收重税和其他暴力措施使自己不受人待见。剩下的那点威望和知名度也因为他们面对一触即发的鼠疫毫不作为而被挥霍殆尽。这场政变跟鼠疫密切相关，这一点在《比萨纪念堂》的最后一段话中得到了清楚的印证："瘟疫在各地肆虐的程度各不相同。例如，在米兰没有一个人死亡，只有三个家庭除外，他们房子的门窗都被砖墙封死。但在伦巴第的所有其他地方，鼠疫都以同样的疯狂在肆虐。"[20] 这就意味着可以有另一种局面，即大规模死亡是可以避免的。然而，等到人们在比萨认识到这一点，为时晚矣。

可以想象，类似意大利的紧张局势在欧洲其他地区也曾出现。在一些德国城市，鼠疫的威胁也加剧了那些从事跨区域贸易的统治阶级跟行会中、上阶层的冲突。在瘟疫步步逼近的情况下，那些城市内部的冲突甚至比意大利还要激烈，冲突的焦点集中在"谁之过"的问题上。在此过程中，犹太少数民族经常被当作替罪羊，并受到残酷迫害。这背后出现了不同的社会与经济断层，这一点下文还将详细说明。

第六章　寻找面包、人生的意义和灵魂救赎

在信仰基督教的欧洲，教会在传统上负责应对和解释极端的危急状态。教会必须在其等级制度的各个层面上提供可接受的解释，并在日常生活中给予实际的帮助。教会在瘟疫期间能在多大程度上满足这些期望，势必对能否克服危机有很大影响，从而对教会本身产生决定性的影响：要么提高威望，要么不得不承受在威望和认可度方面难以弥补的损失。从意大利的角度来看，疫情暴发时情况已经极不正常：近四十年来，教宗不再在历任相传的、位于罗马使徒之墓的大位上进行统治，而是居住在法国南部的阿维尼翁。对许多基督徒来讲，仅这一点就可以说明，世界正处于混乱之中，像瘟疫那样前所未有的苦难才会暴发。特别是罗马人不得不应对这种破坏传统秩序的做法。他们如何做到这一点，本书将在专门的篇章里叙述。而那位执政的最高祭司克雷芒六世（Clemens VI）①所起的作用将在阿维尼翁的"瘟疫之旅"中得到讨论。

总体来讲，教宗在有关瘟疫的报道中扮演了一个相当次要的角色，尽管在危机最严重的时候，他要宣布令人意外的消息。佛罗伦萨商人马特奥·维拉尼（Matteo Villani）这样写道："在致命的瘟疫发生时，教宗克雷芒六世宣布了一项全面的大赦令，对所有请求宽恕其罪过、悔过自新并在此后马上死去的人给予全面的宽恕。"21 所有神父，无论他们在教会等级中的地位如何，此时都被允许向所有临终者授予这一非常特殊的恩宠。

这项提议并不真的意味着忏悔后罪孽就能被赦免。1348

---

① 教宗克雷芒六世（Clemens VI, 1290~1352 年），原名皮埃尔·罗杰（Pierre Roger），法兰西籍教宗，1342~1352 年在位。

年大赦令出台，免除了临终者在炼狱里因其一生中所犯下的罪
孽而应得的惩罚。在正常情况下，要获得这样一种大赦，必须
作出特别的贡献方可，诸如去罗马朝圣、虔诚地捐赠、或者付
钱。从教廷的角度来看，这样做既恰当，又廉价，教宗毕竟是
动用了教会的恩典宝库（Thesaurus ecclesiae）给信徒们施
舍恩宠，这一宝库由基督和圣徒的善行构成，其取之不尽用之
不竭的剩余赎罪价值，可以让罪孽深重的人按照教宗的分配方
案全部或部分抵消罪过。现在采用这种一笔勾销的方式是一种
不寻常的让步，这种让步本来是受到严格限制的。谁要是在这
个悔过的时刻侥幸活下来，很快就会失去这种特殊的恩宠，因
此，完全有必要认真地考虑，宁愿在这次大赦之际死去还是一
直苟延残喘地活下去：“在这个必死无疑的时刻，所有基督徒
都眼睁睁地看着死亡不断地发生，因而本着充分赎罪的心态为
自己的死亡作好了准备。”这是一个典型的商业计算：利用这
么个独特的机会，划算还是不划算？

　　至于这种闻所未闻的新举措产生了多大的影响，实在难
以评估。倘若把这个问题想透彻了，那么这一举措必将撼动教
会等级制度的根基。如果在像 1348 年那样的特殊情况下，每
个普通教士都能被授予本来由教宗独有的权力，这就不可避免
地产生一个问题，即为什么不能长期并且普遍这样做，必要时
哪怕未得到教会高层的特别许可也这样做。的确，就连教会作
为一个整体的功能，以及庞大的教会机构存在的资格现在也都
可能遭到质疑。教会高层将特别权力临时授予位阶低下的神职
人员并非个案，正如《西西里史》中所描述的那样：“当瘟疫
在卡塔尼亚肆虐得最厉害的时候，教宗将他自己作为主教和教
宗时拥有的所有神职全权授予包括最年轻的教士在内的神职人
员。”[22] 在大规模死亡的高峰期，英国教会的“大佬们”甚至
采取了更激进的解决办法。

但总体来说，在欧洲大部分关于黑死病的报告中，教会及其神职人员都占据相对次要的地位，当然由神职人员自己所作的描述除外。在大多数编年史中，神职人员和普通教徒融合成为一个平庸的群体，其中当然不乏个别自我牺牲的英雄事迹脱颖而出，但总体来讲，那种不惜一切代价苟活下来的粗俗利己主义占了上风，甚至不惜违反神圣的职责。神职人员群体在这方面也不例外，这一事实编年史家们通常也就顺带一提而已："在此期间，死亡在墨西拿的居民中广泛地蔓延，以至于许多人都想向神父忏悔他们的罪过，并写下他们的遗嘱。但神父、律师和公证人拒绝进入这些人的家。"在具体的行为中，没有看到神职人员作出更高奉献的迹象，也没有见到对受洗礼者的品行进行宽恕的影子——这种评价虽不免一概而论，但几乎所有报道瘟疫的人均持有相同的看法："一个黑死病人被遗弃在他的屋子里。他的亲属没有一人敢靠近他……没有医生进来。神父充满了恐惧，颤颤巍巍地完成了最后的圣事。"[23] 他至少还来了，而不像他的许多同事那样——据编年史学家们说——根本拒绝行使他们的职责，或者更糟糕的是，将圣事卖给出价最高的人："大批神父和托钵僧只去找富人，让他们给自己支付丰厚的报酬，以至于他们自己也变成了富人。"[24]

最后的这段叙述对所谓的神职人员不受约束的致富行为表示不满，这种做法很不寻常，但其批判教会的倾向跟一般报道的倾向其实是一致的：神职人员跟其他人一样，都是人。他们声称把自己的生命献给了天主，从而从尘世的基本欲望和恐惧中解脱出来，但这种说法没有经受住黑死病的考验。这本身并不是什么新的认识，因为神职人员，尤其是托钵僧，比一般信众更加沉湎于自然激情，特别是性的激情，这是狂欢节喜剧和小说中一个用之不竭的主题，反映了当时反教士的俗套看法。但这样一种沉溺于"人之常情，太符合人之常情"

（Menschlich-Allzumenschliche）的做法跟面对死亡拒绝履行责任并不是同一种性质。因此，这场瘟疫中的经历并非引发了，而只是加剧了教会和教士们在之前就已面临的危机。

　　神职人员在疫情期间所扮演的角色在总体上令人唏嘘不已，这固然集中反映了同时代人的看法，但并非自动说明实际情况就真的一定如此，因为这样的感知在很大程度上都是主观的，受到许多个人因素的影响，诸如假想敌、喜好、兴趣和经验等。这类报告能否如实反映各地的普遍情绪和评价，也同样由于显而易见的原因不能进一步明确，因为同时代的绝大多数证人虽然经历了瘟疫并深受其难，却并没有留下任何见证。至于说文盲阶层——即使是在佛罗伦萨那样的文化大都市占比也远远超过了人口的一半——遭受了瘟疫的何等蹂躏，充其量只能通过他们的集体行动，而不是从文字上来进行推论。倘若在这种情况下还非要以特别严谨的态度加以总结，那么只能得出一个普遍令人失望的结论：教会对这场灾难无法提供普遍令人满意的解释，并因其在瘟疫过程中的表现从总体上失去了权威性。这场降临到人世间的灾难具有突发性，而且让人无法理解，从而导致普遍的束手无策，这是瘟疫报道中唯一的共同点。因此，在人心普遍不安的背景下，个人的固定价值取向就显得尤为重要。但这一取向必须由每个人自己去寻找并确定。

　　这样寻找人生的价值意义何在？一些编年史家声称，由于这场瘟疫，许多人根本就不再相信任何东西，或者最多只相信魔鬼的无所不能，大规模死亡期间许多圈子的道德淫乱更是印证了这一点。其实，在这方面也有必要把感性认识与历史真实区分开来。这种"放荡不羁"的现象究竟有多普遍，就连同时代的人也无法精确地加以确认。有很多迹象表明，这往往只是一个口口相传的说法而已。肯定有人会得出这样的结论：世界

49

正在遭受肆无忌惮的毁灭，它已经屈身于地狱的主宰之下。但对绝大多数人来说，如此彻底背离所有传统的习俗和习惯肯定是不可能的。相反，在灾难的背景下，曾被基督教暂时掩盖的世界观和行为模式再次开始流行。

《比萨纪念堂》这部编年史不仅对种种事件本身，还对随后几十年的经验进行了总结，从而向人们展示，如何从恐怖事件中得出积极的结论："但我告诉你们，人们都尽一切努力互相帮助。虽然每个触碰过死人或他的物件、钱、衣服的人都死了，却没有一个死者被遗弃在他的屋子里。天主的恩宠是如此之大，以至于所有互相帮助的人都已经把自己看成死人并对自己说：'我们帮忙埋葬别人，好让我们也能得到埋葬。'"²⁵

在谈到这种互帮互助的行为时没有明确提到神父的作用。在最为艰难的时刻可以得出这样一个结论：可以没有教会，却不可以没有信仰。那些在埋葬死者的慈善工作中给自己带来死亡的人确信，这样做肯定会赢得上帝的恩宠。因此，连环死亡的冲击经历很可能加强了个人的信仰态度和信仰的力度，以及邻里和团体的集体观念，同时也扩大了跟教会及其等级制度的某种距离。但这并不是对 1348 年的大动乱作出的唯一反应方式。

早在瘟疫暴发之前，人们对教会兜售赎罪服务就已表示不满，这与教会的财富有很大关系。自 12 世纪以来，这些财富通过捐赠和遗赠稳步增长。这些财产的价值主要是给教会的高级教阶，如枢机主教和主教，尤其是教宗带来好处。教宗处于敛财等级制度的顶端并通过复杂的税收政策逐步完善敛财的方法。来自法国南部卡奥尔（Cahors）的若望二十二世（Johannes XXII）于 1316 年当选教宗时年事已高，在担任教宗的 18 年间，他把前所未有的大量资金弄到阿维尼翁。他的这一举动引起了激进圈子的批评，他们赞美基督及其门徒的贫穷是教会永恒的理想和楷模，但这位"税收教宗"立刻否认了这一点：在他看来，救世主和使徒们也曾拥有财产。

对富有的教会的抗议主要来自方济各会。该会成立于1200年后不久，最初作为跟舒适安逸的官方教会对立的运动，后来则融入其中，但并非一帆风顺，也并非没有意识形态上的纠葛。然而，方济各会与那些仍然"桀骜不驯"的贫困运动形成鲜明对照，这些运动被教宗打成了异端，却仍然受到主要来自下层民众的极大欢迎，并有大批人加入。在这种来自下层的反对派团体中有所谓的"鞭笞者"（Flagellanten），他们在严格组织的游行中血淋淋地鞭打自己。1260年在佩鲁贾（Perugia）首次出现关于鞭笞者的记载，他们的足迹从当地开始，经意大利北部和阿尔卑斯山传遍中欧。鞭笞者的宗教动机是通过仪式上的自我责罚进行忏悔，这样他们就可以祈祷上帝的怜悯，并以这种方式阻止世界末日的来临，或为此作好准备。出于同样的原因，这类"鞭笞者"的游行在黑死病流行的年代经历了名副其实的兴盛期，尤其是在今天德国所属的地区。

这些宗教动荡和不安的征兆在多大程度上与经济原因有关，这一点很难确定。但有一点可以肯定，即直到14世纪20年代，欧洲的人口一直稳步增长，尽管不可能对其进行准确量化。不断增长的人口特别是对较大的城市产生了严重影响。自古代晚期以来，终于再次出现要给城墙内超过十万的居民提供食品的情况，这就意味着，要根据下层阶级的饮食习惯向他们提供足够的消费得起的面包。只有当负责供给的当局如探囊中之物般不受阻碍地控制一片广阔的土地（意大利语 contado）时，才能成功地做到这一点。对那些在这方面也起到了先锋作用的意大利城市共和国来讲，单是出于纯粹的经济利益就非进行领土扩张不可。从长远的角度看，只有在供应上自给自足，才能至少在"正常年份"保持政治独立，这就导致从 13 世纪起，中小规模的村镇被较大的相邻城市剥夺了权力并划入它们的地盘。

在神圣罗马帝国，大型帝国都市也曾面临同样的问题，但要在此时"整合"出较大的土地面积却受到较多的限制，因为领土分割严重，王公贵族相互争夺领地。像巴黎或伦敦那样的大都市不得不依靠王家的许可证获得整合土地的特权，意大利的各大城市则是经过漫长而艰难的斗争才赢得这些特权的。随着时间的推移，巴黎的这个"供应带"涵盖了法兰西岛和法国北部的大部分地区。

城市管理机构对这些"供应带"拥有广泛的支配与干预权。他们可以根据所需储备粮食，必要时实施征用，并估算作物歉收情况以确定收购价格，至少在纸面上如此。至于说这些由大都市根据其利益所设定的条件是否有机会用于实践，那是另一回事。具有典型意义的是，几个世纪以来，城市粮食收购专员的工作在农村是最遭人嫉恨的差事。收成好的时候，这种为了城市单方面的利益而实施的制度还能发挥一定的作用；倘若收成不佳，农村就开始为生存而争斗，其结果是，被剥夺了粮食供应基础的农村人口最迟从 4 月起——这时旧年的库存已经告罄——大批涌向城市，从而大大增加了那里的饥饿人口的数量。一旦出现这种供应瓶颈，好的建议真的称得上价值连城了。像威尼斯这样拥有财力强大的统治阶层的贸易大都市能够通过海运进口缓解灾情的粮食；而在教宗的驻地，他在一般情况下可以动用他的各种财政手段阻止最坏的事情发生。其他城市的情况则要糟糕得多。虽说他们可以限定粮食的最高价格，但本来已所剩无几的存粮就会转移到没有这种限制的地方，从而使情况变得更加糟糕。

如果城市的粮食储备变得紧张，甚至有可能告罄，面包价格就会在几周内涨到原来的两到三倍。因此，大约有三分之二的人口无法再获得足够的主食，而在正常情况下，购买主食的花销本来就占了日常开支的一半以上。这种古老欧洲内政中的最大灾难是可以预见的，在发生时也具有某些规律性，因为除了像威尼斯和热那亚那样有国际往来的港口城市，没有哪个地方能够在粮食收成远远低于平均水平时提供补偿。随着人口的增加，这种危机的发生频率从 13 世纪中期开始肯定有所提高，每 15 年会出现一次中度供应短缺，每 25 年出现一次特别严重的饥荒。

　　这种危机的节奏在 1348 年瘟疫发生之前是否明显加快了？鼠疫所袭击的是否为饥肠辘辘、健康状况不佳的欧洲？大规模的死亡会不会只是之前发生过的许多危机的总爆发？鼠疫研究中的一些主流论点过度扩大了危机的概念，若照此判断，那么"危机"每年都会以某种程度出现在每一个地方。要从城市编年史中筛选出这样一种无所不在的危机实在不是件难事：这里面包涨价，那里有人饿死，瘟疫来临之际的佛罗伦萨就是如此。但这类情况是一种历史常态，只是因为"新冠肺炎病毒危机"，这样的历史才多少在衣食无忧的中欧再度引发人们的关注。当年的供应情况始终非常棘手，尤其是在大城市。最迟圣诞节过后，下层阶级的焦虑眼神和市政当局的忧虑目光都投向了粮食的库存和地里的庄稼。为了防止广大民众陷入一触即发——有时不无道理，但多数时候没有任何根据——的恐慌，政治领导人发明了一些安抚仪式，如炫耀性地展示装满粮食的袋子和塞得满满的面包房。他们有时甚至组织公开的烘焙演示，并免费分发现场烤好的面包。

　　总体来讲，在资源有限、行政管理混乱和执法机构管辖权有限的情况下，土地所有者、进口商、采购专员、磨坊主和面包师在应对大规模供应这一艰巨任务时，做得要比人们想象的

53

好得多。在鼠疫流行的几个月间情况也完全如此。原始资料几乎没有提到由缺乏供应导致大规模死亡的事例。缺乏这类报道的其中一个原因是，对大规模感染的恐惧掩盖了所有其他的感知。尽管如此，可以设想城市人口的基本供应即使在瘟疫时期也一直保持在基本可以接受的水平上。原始资料里轻描淡写的广大民众的活力，即不顾一切要生存下去的意志，就是一个令人印象深刻的见证。

第二部分

人类和瘟疫

第七章　幸存者的报告

如果将欧洲所有关于鼠疫的报告进行一些细节对比，就会发现，至少有四分之三在内容上别无二致。这种在描写上，大部分也在对事件及其后果的评论和定性上表现出的一致性，跟之前建立起的坐标，即大体上类似的灾难经历如出一辙。这些报告的最重要主题包括疾病暴发的突然性和剧烈程度，对瘟疫症状的恐惧，医学界的无奈与无助，社会结构的裂痕与断层（特别是家庭的团结方面），以及耳熟能详的礼仪的崩溃（尤其在面对死亡和葬礼时），最后还有对道德败坏和公共秩序受到破坏的担心。要是将这些标准的证词排列在一起，我们便能看到一种异乎寻常的连贯性，甚至是单调性。

值得庆幸的是，原始资料并不局限于这些大体上可以互换的传统说法。除此之外，这些资料都是些非常具有个性的尝试，不光描述那些大部分亲身经历过的事件，还将其与自己的人生联系起来，从中筛选出某种意义，进行自我治疗，权衡其影响，并找出未来的发展前景。

与过去的所有见证一样，我们当然也必须对这些遗留下来的资料提出质疑：它们是否按照真实情况描述了各种事件，而根据当今的知识水准，它们又在多大程度上可以作为事实的依据。前面的章节已从不同角度对这个问题作了概括性答复：有一些相对确定的事实，特别是关于瘟疫扩散至当地的实情，却几乎没有诸如病殁者人数和死亡率等可供统计学使用的数据。这些原始资料更多是详细讲述人间的悲剧，处处可见的怯懦，罕见的敢于牺牲的勇气，老式家族的衰落，以及无耻的暴发户们的崛起。这些描述无疑都是真实的，因为其反映的是个人所受到的震撼，但这些描述在所有不同的语言里都惊人的一致，所以必须接受人们提出的疑问，即它们是否反映了无可辩驳的、经得起考验的事实——尽管这些事实很难确定。

最简单地讲，在此处也有必要保持怀疑的态度。幸存者们在回首往事时对重大灾难的描述总要比实际情况更夸张一些。曾经经历过的事情在回顾时很容易被夸大，写作的人虚构了一些极端恐怖之事，这一点很容易得到证明，例如鼠疫死亡人数被极度夸大，甚至往往超过了居民的总人数。之所以有必要去怀疑，还因为许多事情都不是作者亲身经历的，甚至不是亲眼所见的，如那些难以言喻的可怕事件，让人气愤到极点的事情，以及与之相关的打破禁忌的行为。相反，编年史家们在描绘这些情形时都出奇一致地引用了所谓的"可靠见证人"，以保证这些描述的内容是"真实的"。然而，这也并不意味着他们的报告是"假造的"。在个别情况下，这类描写出自文学家之手，他们有意识地采用了创造性的艺术手段，但一般来讲这样的描述都让人深信不疑，感觉情况真的如此，而不是另一种情形。别人受到的打击要大得多，而自己却以一己之力侥幸逃过了一劫，这样的想法是自我肯定和自我疗伤的重要方式，目的是让自己的境遇变得可以忍受。个人的命运，个人所遭受的损失，疫情过后生活状况的改变（先是激动不已地庆祝劫后余生，不久又回归充满烦恼的日常生活，日子往往比以前还要难熬），这一切都很容易忍受，有人甚至会感受到命运的厚待，倘若将自己跟那些受到特别残酷打击的人进行对比的话。在评估有关鼠疫的见证材料时我们始终都应考虑到这种精神因素。因此，在下文中不能只关注赤裸裸的事实真相，而且要关心这样一个问题，即对自己的经历和感知的描述究竟是真实可信的，还是为了鼓吹自我、丑化敌对形象或达到其他目的而远离真相的。

至于说在勇气与恐惧之间，在忠诚相守和唯恐避之不及之间，在履行职责和于疫情最严重的时刻懦弱地逃避之间有着怎样的关系，这些都不可能进行统计，而只能从编年史家的个人观点来推断。但这并不影响人们的观察所具有的价值，相反，只有把对流行病的描述理解为主观的、且在其主观性中是真实的见证，当作一种人格和人们生活条件的反映，只有这样，这场瘟疫的戏剧性内容——包括其巨大的冲击力和多样性——才能完整地呈现出来。只有这样才不会只有一种流行病——一种抹杀了现实种种差异性的流行病，而是有多少报告人，就有多少不同的灾难场面。每个人都会经历自己的瘟疫，而且每个人都制定了自己的策略——度过劫难，大难过后重新开始。

从这个意义上来讲，阅读瘟疫报告犹如在一个黑暗的、意义颠倒甚或毫无意义的，至少是非真实的反向世界中旅行。受2020 年新冠病毒肺炎的影响，这种印象很容易理解，尽管这两场大流行病的具体影响相去甚远。因此，阅读鼠疫报告犹如读一篇游记。文学研究已经令人印象深刻地证明，作者自身的文化背景对写作这种类型的作品至关重要。陌生的事物都是透过先验的知识或被看到，或被忽略，或跟先前的看法联系起来，从而证实了长期以来既定的意识形态坐标。通过这种方式，事件中令人疑惑的不同之处基本上都被忽略了。这种情况同样适用于对瘟疫的感知，其确凿无疑的外来特征再明显不过了。因此，必须通过描写让这种外来特征入乡随俗、家喻户晓，尽管它是那样的恐怖。因为只有这样，它才能被“驯化”，即被约束和控制。只有这样，才能防止它——就像之前毁灭许多个体命运一样——摧毁在它肆虐以后艰难地重新建立起来的生活秩序。

感知取决于多种多样的因素。14 世纪中叶的最重要因素是作为生活空间的城市。今天，这一空间在很大程度上已经不是无可替代的了，其中一个原因在于，在官方宣布实施“新冠病毒肺炎”紧急状态的情况下，人们可以躲避到不受任何影响的虚拟世界中去。在1347年至1353年人们没有这样的"避难场所"可以使用。与今天不同，城市对他们来说不是一个或多或少可以随意选择且很容易更换的居留地，而是一个有着深厚根基和共同价值观的地方。因此，我们要按照不同城市书写这段"瘟疫之旅"；而在一个城市内，在对客观事实进行简要总结后，要让报告者们讲述他们主观认为的真相。就像任何穿越时空的旅程一样，这次旅行也将向读者介绍令人疑惑的不同之处，而在与"新冠病毒肺炎"的比照中，我们还将看到意想不到的相似之处。

阻击欧洲鼠疫流行的第一站是佛罗伦萨。这一优先地位道出了佛罗伦萨人的心声。他们自认为是意大利，也就是全世界智力上最活跃、经济和艺术上最有成就的人。作为全球文化的精英，他们也接受了这种全方位的、无所不包的活跃性和流动性的消极面，正如这个城市最著名的儿子但丁·阿利吉耶里（Dante Alighieri）用一个极其生动的比喻所描绘的那样：佛罗伦萨就像一个生病的女人，在床上辗转反侧，因为她找不到一个舒适的睡姿。诗人所说的这种舒适的姿势，是指一种保证稳定和连续性的社会和政治条件。生于1265年的但丁亲身经历了家乡的长期动荡。作为一个地方政治家，他在党派之争中站错了队，并于1302年初被永久放逐出佛罗伦萨，直到1321年9月在拉文纳（Ravenna）①告别人世。佛罗伦萨人的动乱不仅带来了永久性的内部冲突，也带来了文化上的多产与创新能力。这一切都因为瘟疫的特殊情况而愈演愈烈，并在许许多多关于那场灾难的不同叙述中得到呈现。事实的真相三言两语就可以总结：鼠疫于1348年春天扩散到银行业、批发生意和纺织品生产中心佛罗伦萨，并使当地的人口极度减少，却没有一个可靠的关于死亡率的说明。人们的计算结果——实际上是估计——从人口的30%到60%不等，而且对瘟疫的感知在一些重要的方面也大相径庭。

商人马特奥·维拉尼与上帝的惩罚之手 62

应当首先让一位批发商来讲述，因为在重大危机中，商人最可靠。他们必须做到以审慎的态度看待新闻，辨别传言的真

---

①　拉文纳（Ravenna）是意大利东北部的一座古城，曾为罗马帝国的行政中心。

054 / 瘟疫的威力：黑死病如何改变世界，1347-1353

伪，坚守铁一般的事实，并尽可能精确地计算一切。要是做不到这一点，他们做买卖就会失败，即便在灾难中把性命保全了下来。此外，他们最不可能对这样的事情上瘾，即在赤裸裸的事实以外构建超然的诠释语境，然后让这些东西承载着某种意义流入叙事，并以这种方式伪造大量的东西。出于这些原因，商人马特奥·维拉尼（Matteo Villani）对其家乡佛罗伦萨的瘟疫所作的简短描述到目前为止仍然是最实事求是，也是最可信的。

马特奥·维拉尼是批发商乔万尼·维拉尼（Giovanni Villani）的弟弟，他们俩一起经营家族企业。乔万尼和他的一些行会同行一样，是一名兼职历史学家。他写的佛罗伦萨历史从巴别塔（Babel）的建造写到这个城市传奇性的开端，然后很快就谈到他自己经历的13世纪90年代末，一直持续到1348年初，那一年的叙述写到一半就中断了——这位编年史家还没来得及描写鼠疫的肆虐，就成为这场瘟疫的一个早期受害者。对马特奥·维拉尼来说，继续哥哥突然中断的叙述是一种孝悌的责任，同时也跟所有的鼠疫编年史家一样，是一种确立自己的地位和自我肯定的行为。

乔万尼·维拉尼就已经看到了一些蛛丝马迹。从14世纪40年代中期开始，世界似乎越来越脱离正轨。突然间，小孩子和他们的母亲死去，医生却不能给出令人信服的解释。在1346年和1347年，托斯卡纳（Toskana）的收成很差。其后果是面包涨价、人们营养不良，疾病和饥荒由此产生。在佛罗伦萨，据说有4000名贫困者——约占人口的4%——因此而丧生。对于三分之二在贫困线下挣扎的城市人口来讲，面包的涨价使他们的生存斗争变得很残酷。

63　　较富裕的阶层也感受到了各种冲击：1347年，最后一家大贸易公司——佩鲁齐公司（Peruzzi）破产了。随着股票的损失，许多富人突然间不再富有了。维拉尼兄弟的情况也是如此，他们有段时间已经失去了偿还能力，眼看着要为债务坐牢。此外，1348 年 1 月底发生了一次地震，乔万尼·维拉尼像他同时代的所有人一样，认为这是一个不祥的预兆。此后不久他就死了。如果我们以他的看法作为依据，那么 4 月初蔓延到佛罗伦萨的黑死病侵袭的是一个在身体、经济和精神上都备受打击的市民阶层。这个负面的结论是一个在体面中变老的男人的总结，在经历了几十年的商业和政治成功之后，他不得不书写个人衰落的经历，而且至少是出于自我辩护的目的，并将这种经历套用于作为整体的佛罗伦萨和那个时代。

他的弟弟马特奥·维拉尼续写的鼠疫报告以常规方式开始："我一开始就要报告，人类是如何几乎被灭绝的，因此必须列出这种大规模死亡的时间范围、方式和程度。描述神圣的、对那些因罪孽深重而应当接受最后审判的人充满怜悯的正义判决，是一项令人生畏的艰巨任务。但是，当我想到这种回忆对我们的后人可能产生有益的影响时，我就要鼓起勇气开始叙述。"[26]

这位编年史家在可怕的审判中看到的怜悯（misericordia）应当引起关注：倘若只从伸张正义的角度看，人类理当遭到更多报应。与欧洲对瘟疫的大多数描述相比，这种说法可谓独树一帜。这就意味着，他对大规模死亡的定性和评估是在最高层次上进行的。现在受到如此残酷惩罚的罪孽是什么？为什么这种惩罚会影响到不可能参与这些错误行为的新生儿？如何能够平息上天的愤怒？——所有这些容易提出的、许多时代见证人热切讨论的问题都很难回答，所以马特奥·维拉尼弃之不谈。相反，他在下面的叙述中主要是关注，纵使神有责罚的意愿，人们如何能够逃脱惩罚。

他的叙述语气跟开始时一样，客观而务实，其中对一种常

64

见的解释进行了考证，然后予以否定："在基督降生后的1346
年，可以观察到有三颗高级行星在水瓶座处会合，根据占星家
们的说法，其中土星占主导地位。由此可见，占星家们预言了
规模很大而且后果严重的新星象。然而，类似的行星会合在过
去经常发生，却没有发生任何灾难，所以对瘟疫的决定性影响
并不在此；这种影响完全在于天主的审判，它源于天主的绝对
意志自由。"[27] 这明显是拒绝了当时占主导地位的信念，因为
专业占星师跟神学家、医生构成三巨头，他们为了瘟疫的解释
权，也就是为了等级、影响力和金钱进行着殊死的争斗。

维拉尼为他的怀疑立场提出的理由也值得关注：对占星家
来说如此重要的事情，只不过是一种偶然的巧合，也就是一种
基于选择性认知的解释。接下来，他对疫情的蔓延——从东到
西、从南到北——进行了少有的详细追述。维拉尼指出，瘟疫
在每个城镇都肆虐了五到六个月，这一点已经通过研究基本得
到证实。

维拉尼对医学界的各种诊断所下的结论也跟对占星家的结
论一样令人清醒："世界各地的医生对这种黑死病既没有定论，
也没有治疗方法，既没有用自然哲学（filosofia naturale），
也没有用物理学或占星学来解释。一些医生挨家挨户地兜售他
们的解释，为的是赚钱，并通过他们自己的死亡清楚地表明，
他们的所谓技艺一文不值；好在他们中的一些人后来退还了这
笔不义之财。"[28]

在这一观察中，他谈到了人们处理疾病的方式，从而涉及
瘟疫时期的道德问题。这位编年史家在这里作出的涵盖整个亚
洲和欧洲的第一份判决是无比骇人的："由于致命的感染似乎
是通过眼睛对视或身体接触而引发的，因此就导致许多人，无
论是男人、女人还是孩子，当他们出现疫瘤等染病的症状时，
被他们最亲近的人所抛弃；无数的人因此而病殁，虽然他们要

是在危难之中能够得到救助的话，本来是可以逃过一劫的。"[29]

　　这种评价符合神圣的审判所给出的解释：上帝让有罪的人接受考验，因为祂根据他们的功绩或过失实施救赎或诅咒。因此，在面临灾难的时候表现出勇气的人可以得到奖赏："还有许多人置死亡于不顾，照顾他们生病的亲戚和朋友，自己也保全了性命，然后继续照顾他人；有些人虽然得了病，却活了下来，许多人尽管照顾了别人，却没有被感染。这些人都从中得到了认可和鼓励，并继续互相帮助，因此许多人被治好，能够安全地照顾他人。"[30]这段话具体说的是佛罗伦萨，因此显然也是维拉尼本人经历过的情景。神圣的正义再一次在恐怖事件背后闪现——赏罚分明。其中道出了神圣的审判中神圣的怜悯。

　　与此相反，不道德的行为受到了无情的惩罚："聪明人斥责经常可以观察到的那些人的行为：囤积粮食，退居到有健康空气、存放着足够的美味佳肴的隐蔽地方，而且在那样一个地方是不可能遇到受感染者的。然而，不管在哪里，神圣的审判（没有人能够逃脱这一审判）都会灭掉他们，就像那些没有采取这些措施的人一样。"[31]因此，跟瘟疫打交道的经历可以被用来指导人们改善道德行为：团结会得到上天的奖励，自私会受到惩罚。人们如果认可这一规则，就会获得过上美好生活的强烈动力。只是这一点还没能完全实现，根据维拉尼的说法，1348年4月至9月，佛罗伦萨还在经历暗无天日的时刻："在佛罗伦萨市及其农村地区，不分性别和年龄，都有人病死，每五个人中至少有三个人，而且小人物要多于中产阶级和上层阶级。小人物的情况之所以更糟糕，是因为疾病在他们身上发生得更早，还因为他们得到的救助更少，健康受损的程度更严重。"[32]维拉尼继续写到，这一死亡率与亚洲和欧洲的平均水平大致相符，就像不同国家所报告的那样。说这话的维拉尼是

66

一个有着良好关系网的批发商。但在死亡率方面，米兰是欧洲各大都市中唯一的例外，这场流行病在当地几乎没有造成任何损害。报告没有说明这种例外是如何出现的。对此，后文将进行讨论。

至于上帝的惩罚是如何以纯粹世俗的方式来进行的，维拉尼在最后只引用了两则简短的评论来说明。来自热那亚的值得信赖的商人报告说，在亚洲，有一股巨大的火焰从地球深处破土而出，或者是从天上掉下来的。它迅速向西部蔓延，并在途中烧毁了大片土地。"还有人说，从这场大火的臭味中产生了腐烂的物质，然后这些物质引发了黑死病。但这一点我们无法证实。"[33] 就是说我们有必要再次持怀疑态度。

相反，另一则消息在维拉尼看来要可信一些："现在我们从一位可敬的来自佛罗伦萨方济各会的主教那里得知……（文本中有一处空白——原注）一个值得信赖的人，他于人们大批死亡之际在麦加城（Mekka）一带逗留，那个国家下了三天三夜的蝰蛇和血雨，整个地区都受到了破坏。在这场暴风雨中，穆罕默德清真寺和他陵墓的一部分被摧毁了。"[34] 作者没有对这起超自然事件作进一步的评论；它与接下来在欧洲发生的黑死病应当有何种关联，也完全没有说法，充其量只是含糊地表示，万能的主的震怒将打击整个有罪的人类，"无信仰者"和基督徒无一例外。

按照当时的标准，这对编年史家兄弟在写报告时都是老人。人们不难想象这一时期高寿的人对年轻一代的道德滑坡展开批评，有时还会从各方各面想象出一个颓废的时代，甚至是世界末日的到来。这种态度在马特奥的事例中更加明显，因为他经历了危机的各个阶段，这也正是他个人和家庭衰退的时期。此外，还应当加上这代人特有的另一个特征。他出生于1285年前后，早年和中年正好碰上佛罗伦萨经济繁荣和政

治地位提升的时期，他的兄长在一个充满爱国主义自豪感的章
节中以饱满的激情和商业上的精准描写了该城在 1328 年的权
力、地位和辉煌。在报告里，那种乐观的态度——认为一切都
会好起来甚至会变得更好，跟那种悲观的态度——认为世界正
处于衰退之中，最初毫无关联、并行不悖地写在纸上。然而，
他最后对黑死病事件的总结十分不妙："人们曾相信，上帝以
恩典保留下来的人看到亲人们被灭绝，也从世界上所有国家听
到同样的事情以后，会变得更好，也就是更谦虚，更有德行，
更有信心，不做错事，不犯罪，为人处事时会更热心、更乐于
助人。"[35] 但情况却恰恰相反："因为人变少了，他们通过继承
或接管无主土地而富起来，忘记了过去发生的事情，仿佛事情
从未发生过似的，并沉溺于比以前更加放荡不羁的生活中。因
为他们的时间多到消磨不完，就过着穷奢极欲的罪恶生活，享
用着特别精选的肉食，沉溺于赌博，放纵于情欲和不道德的奢
华服饰，并到处引进新的习俗。而那些小人物，无论男女，都
不再有劳作的兴趣，因为他们什么都绰有余裕。"[36] 其他地方
也都跟佛罗伦萨一样，因为人们相信"上帝之手已经疲倦"，
即已疲倦于通过瘟疫进行惩罚。然而，这是一个致命的错误：
"但根据先知以赛亚的说法，上帝的怒火尚未穷尽，就像他的
手还没有疲倦一样。"[37]

68

　　因此，最终的结论是：下一场瘟疫必将到来，而且是理所
当然的，并将造成有益的影响，所以说是必要的。然而，瘟疫
造成的积极影响没有维持多久，因为道德的提升只发生在瘟疫
肆虐的时候。疫情过后，人就像经历大洪水灾难后那样——旧
的陋习要比所有现存秩序受到的短暂破坏更强大。

　　但希望总是在最后消失。就马特奥·维拉尼的情况而言，
他的报告中还闪烁着的最后一丝自信的光芒很快就被证明是一
种幻觉。1362 年，他已经是个 70 岁高龄的老人，作为所谓的

国家敌人被统治者盯上了。很显然，这位年迈的编年史家的"自由主义"信念主张恢复那种公开进行政治角逐的光荣传统。这越发被视为一种滋扰，因此他被撤销了所有政治职务。1363年，当黑死病第二次侵袭佛罗伦萨时，他死于这一瘟疫。

失败者马尔乔内和可怕的新贵

马尔乔内·迪·科波·斯蒂法尼［Marchionne di Coppo Stefani，正规的教名和家族姓氏合在一起为巴尔达萨雷·博奈乌蒂（Baldassare Bonaiuti）］所写的关于佛罗伦萨疫情的报告里笼罩着一种非常不同的基本情绪。在描写瘟疫大流行期间所有社会和人际纽带、价值观和规范的瓦解时，没有谁比他写得更震撼、更愤怒，但也更加令人感动。这为他的文章赢得了有争议的声誉——最生动的时代见证，也最贴近现实。

他的描述以冷静的观察开始，与维拉尼的观察异曲同工：大规模的死亡突然袭击佛罗伦萨市，几乎没有人在感染后能够存活超过四天，医生们束手无策，他们的药方毫无效果。那种面对无名病症而普遍产生的无助感，还有因此只能束手就擒的感觉造成了恐慌与混乱。这也跟以前从未见过的症状有关：腹股沟处或腋窝下的肿块、高烧和血痰。骇人听闻的发病过程触发了人们逃跑的原始本能："孩子离开父亲，丈夫离开妻子，妻子离开丈夫，兄弟相互离开，姐妹相互分离。"[38]医生们不是死就是逃；少数敢于进入病人家中的医生事先收取天价费用，在搭脉时把头转过去，在玻璃杯中摇晃尿液样本，并确保自己能够逃脱。反正他们什么也做不了。正在解体的不仅是家庭的纽带，还有教会和宗教的纽带："濒临死亡的病人既见不到作忏悔圣事的神父，也没有圣礼。"马尔乔内在几行之后对这一笼统的说法作了相当程度的修正：教士和修士只关照富人，从而使自己成为富人。这种无耻的活动终于迫使官方机构采取措施："因此当局规定，一个人只能接受来自其所属教区的有限数量的神职人员的服务。而这个数字被规定为六名。"

这些段落的信息十分清楚：教会的人本应该树立起一个好榜样，却像医生、护理人员、药剂师、停尸架生产商和掘墓人一样贪婪。基督教的神性在它尘世间的仆人身上找不到任何影子。因此，每个人都想获取最大的利润其实并不奇怪。马尔乔内的报告几乎有一半的篇幅都在详细论述这场瘟疫的经济后果。"那些履行其职责的掘墓人获得了如此高的报酬，以至于许多人都发财了……仆人或其他照顾病患的人，每天都拿到 3 个弗罗林金币的报酬，而且一切都变得越来越贵。病人喜欢吃的东西，特别是甜食和砂糖，变得几乎无人买得起。肉鸡和其他家禽非常昂贵，而鸡蛋卖到 12 第纳尔（denari）至 24 第纳尔，谁每天找到的鸡蛋如果超过 3 个，肯定很开心，哪怕他不得不搜遍整个城市才行。要是找到蜡，那就像碰到奇迹一般。倘若没有限定最高价，一磅蜡的价格早就超过一个弗罗林金币了，限价是为了阻止佛罗伦萨人在葬礼上习惯性地挥霍。所以规定，每次葬礼携带的蜡烛不允许超过两支。教堂里通常只有一副停尸架，这时已经不够用了。因此，香料商和掘墓人以非常高的价格出售停尸架和其他葬礼用具。有一种合适的丧礼服用昂贵的羊毛制作，其形式为带面纱的长外套，通常女式的价格是 3 个弗罗林金币，现在涨到了 100 个弗罗林金币。"

马尔乔内似乎还嫌这份价格公告不够详细，所以在其他地方又一再追述瘟疫所造成的通货膨胀问题："每个掘墓人和神父都想在每个葬礼上得到一个弗罗林金币。大规模的死亡使药剂师、医生、散剂销售商、掘墓人和草药师挣了大钱……那些用草药配制药水的人也赚了很多钱……当大规模死亡结束后，所有拥有衣服或衣服原料的人都变富了。"通过瘟疫无耻致富的主导思想真的是发展到了疯狂的地步。"裁缝们要求的报酬如此之高，以至于没人能够支付这些费用……婚礼的费用必须得到控制，因为双方来参加婚礼的人如此之多，开销高得实在太过分了。"最后的两点观察已经涉及瘟疫过后不久的那段时间，当时社会关系和价值标准确实变得离谱了。

然而，人类主宰一切的贪婪和可被收买的卑鄙只是其全面丑恶的一个方面，而现在，光鲜的外表正在褪去，丑恶也就无遮无挡地暴露得一览无余："许多人死了，因为没有人照顾他们。还有许多人因饥饿而亡。如果有人因病躺倒在床上，另一个人就会深感恐惧地对他说，'我这就去找个医生'，然后偷偷溜出家门，消失得无影无踪。因此那些只是还在发烧的孤独者，在没有食物的情况下煎熬着。许多人恳求他们的亲属不要在夜间抛弃他们。然后他们告诉病人：为了不用在夜里叫醒那些为你服务、日夜辛劳的人，你就吃些糖果，喝点酒或水吧。所有这些都在你床头的架子上，上面还有其他的毛毯。当病人睡着后，他们就偷偷跑掉，再也没有回来。"

关于卑鄙的欺骗行为的故事并没有就此结束。如果病人意想不到地在第二天早上发现自己精神好些了，能够再次站立起来并走到窗前，那么他经历的至少是同样大的失望："如果不是在一条主要街道上，他可以在那里站半个小时，却见不到任何人经过。如果有人沿路走来，而且病人有足够的力量发出呼叫声，他有时会得到回答，有时得不到，但从未得到帮助。因为没有人，或者最多是有极少数人有胆量进入病人的房间，或者跟从病人家里走出来的健康人有什么瓜葛。"就因为这样，许多不该死于瘟疫的人都死于人的无可救药的卑劣行径。就像人类的生命失去了尊严一样，死亡也掉价了。人们在靠近阿尔诺河的地方挖了深沟，死人像垃圾一样被扔进沟里。第二天早上，他们被覆盖上泥土，然后在上面再放一层，"就像人们在烤千层面中放一层层奶酪一样"。

　　这场瘟疫颠覆了通常的价值秩序。糖、鸡肉和鸡蛋等病人喜欢的食物被认为具有治疗作用，这些食物——文中详细地记录着——价格变得奇贵无比，而且几乎无法买到。整个日常生活的秩序在瘟疫的影响下分崩离析："不允许神父们按照他们的意愿敲响钟声。因为市政府发出指示，禁止他们敲钟，也禁止销售停尸架，并总体限制安葬费用。这一切就跟公布死者人数一样遭到禁止，因为病人不喜欢听到这些数字，而且这样做也会让健康的人丧失信心。"也就是说，在大批死亡的高峰期，封锁消息是当务之急；死者被尽可能悄无声息地处理掉，其他方面则尽可能地装出一切正常的样子。

　　当局不仅安排封锁消息，而且采取了具体的反制措施，一方面禁止李子、杏仁、无花果和其他据说对健康产生不利影响的水果的销售，另一方面还下令举行带有圣人遗物和圣母像的祈福游行：不仅要向上天祈求怜悯，而且要为敌对家庭和政党之间的和解祈祷。"这场瘟疫造成了如此巨大的绝望与恐惧，以至于人们聚集在一起，通过公共晚餐寻找一点慰藉。"然而，这种积极的效果很快就会走向反面，如果 10 人的聚会到第二天有两三个人缺席的话。但这种表达团结的举动已然是个罕见的例外，一般情况下到处都是利己主义大行其道。富人逃到他们的豪宅和庄园里，把瘟疫带到了还没有流行的地方。1348年 9 月疫情结束时，这场灾难的受益者们摩拳擦掌："有这么多废弃的房子，里面装满了令人难以相信的珍贵财产。接下来，那些要继承这一切的人开始出现。因此，以前一无所有的穷光蛋因为占有了不属于他们的东西而一夜暴富，他们的表现实在有失体统。"

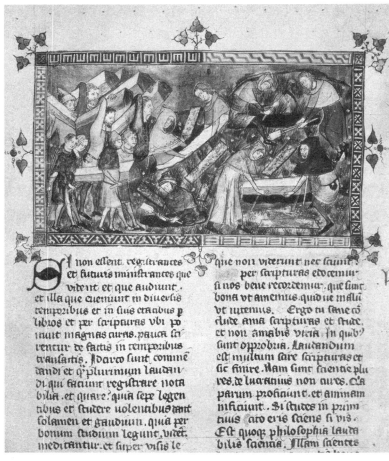

图 2　在大规模死亡的高峰期，各城市能为大量黑死病死亡者提供的空间都很紧张，正如 1349 年图尔奈（Tournai）① 的这幅令人震撼的图画所显示的那样。

　　这是理解这篇文章及其作者的关键句子。重大的灾难塑造并强化了敌对形象。在"新穷人"马特奥·维拉尼的叙述中，主要是那些不负责任的富人认为，逃到他们豪华的农村别墅就可以逃避上帝的审判。他们在马尔乔内的眼里也属于害群之

---

　　①　图尔奈（Tournai）现属比利时，曾为法兰克王国都城。

马，但马尔乔内更加厌恶的是那些现在像老鼠一样从洞里爬出来的新贵。瘟疫由此加深了他一生中耿耿于怀的偏见：那些无功发迹的新贵败坏了良好的旧式风俗。这种怨恨深深地影响了他对瘟疫的看法。

卑劣的暴发户们从上帝的惩罚中肆无忌惮、无耻地获利，74
这就是该文从当时的角度和作者的社会与政治立场出发要诠释的主题。马特奥·维拉尼的笔记是在他描述的事件发生后不久撰写的，与之相比，马尔乔内的报告则是在回顾三十多年前发生的情况。佛罗伦萨发生疫情时，他只不过 12 岁的年纪。由于这一时间差，他关于这场流行病的报告主要集中在疫情的影响方面，即佛罗伦萨社会结构发生的不可挽回的变化，以及不受约束的享乐主义的新生活方式。这些变化使他充满了极度的悲观情绪。上天的责罚应该是有意义的，甚至超过民众不可言喻的苦难，倘若它能带来一种普遍的道德净化，特别是一种新的休戚与共的感觉的话。但在马尔乔内眼中，情况恰恰相反：个人、公司和阶级的极端利己主义变得比以往任何时候都更加普遍。具体而言，这就意味着没有人愿意继续留在上帝赐予的社会位置上，尤其是那些瘟疫中的暴发户。在他看来，那些人现在正不可阻挡地挤进共和国的最高领导层，倘若按照道德、智慧、执政经验和教育的标准，他们根本就没有资格。正因为如此，在克制与尊重——它们离不开古老传统的滋养——曾经部分流行过的地方，现在已经没有了它们的位置，时兴的是毫无顾忌的"发你们的财吧"的做法。

马尔乔内因为其出身属于家乡的中上阶层。这使他熟悉佛罗伦萨的政治制度，在这一政治制度下，个人的地位和影响力取决于财富、担任高层职务的频率和有用的家庭关系，但他没有机会进入城市的领导圈子，而维拉尼兄弟在这个圈子里至少曾有一段时间的有限发言权。马尔乔内的祖先通过贸易

75　给家庭带来了相应的富裕生活，他自己在开始的时候也添加了一些财富，以便日后不用从事经济活动，能靠节省下来的钱生活，并投身于政治——主要是在邻里层面，也就是在非常有限的责任范围内。由于这种被动的经济行为，他在经济上成为瘟疫中典型的输家。瘟疫使一切都变得更加昂贵，从而使旧家庭几代人节省下来的钱财就像3月阳光下的雪一般"融化"。

另外，马尔乔内赢得了"Arti minori"，即工匠和店主的"低级"行会代表们的支持，他们争取对市政府施加更大影响，而他对这些人的各种要求作出了恰到好处的反应。他还通过维护法律和秩序争取到了那些通过批发贸易、纺织品生产和银行业务致富的贵族的尊重，并在所有人那儿赢得了仲裁和调解人的声誉。然而，当受剥削和受压迫的梳毛工们（Ciompi）于1378年春敢于起来造反，要求在法律和政治上与中、上阶层处于同等地位时，他的所有这些功绩以及因此而获得的地位都变得岌岌可危了。马尔乔内认为，这些要求是1348年这个不幸之年造成的最后结果。"沉渣泛起"，神圣的世界秩序遭到了颠覆——现在到了旗帜鲜明地亮出观点，反对这一切的时候了。所以说，马尔乔内关于这场大瘟疫的报告至少是一个反对社会革命的宣言。当最初与梳毛工们共同起事的工匠行会被富人和权贵们以让步的形式收买以后，这场革命于1378年夏天土崩瓦解。

这位愤怒的编年史家认为疫情造就了社会革命，这种看法并非完全没有道理。这场流行病异常生动地证明，死亡面前人人平等，按照在社会和政治上受歧视的群体的观点，在死亡面前被证明的东西也应当适用于现实生活。一个半世纪以后，政治理论家和历史学家尼科洛·马基雅维利（Niccolò Machiavelli）也将在他的《佛罗伦萨史》（*Geschichte von*

Florenz）中借那位梳毛工领袖之口说出这些见解。在由马基雅 76
维利自由杜撰的讲话中，这位革命领袖呼吁受剥削的羊毛工人
要动真格，将革命斗争进行到底：如果我们穿上富人的衣服，
占领他们的宫殿，那么僧侣们很快就会把我们的统治当作一种
上帝所希望的秩序来宣扬。这也是大规模死亡带来的一种可能
的经验教训，对此，后文还将继续探讨。

对于马尔乔内·迪·科波·斯蒂法尼来说，瘟疫对时代的
影响正好相反。他坚定地认为，为了保证世界不至于最终走向
沉沦，要不惜一切手段重建前瘟疫时代的优良和古老的价值观
与秩序。然而，他很快就不得不认识到，历史是无法逆转的。
在梳毛工起义被镇压后，领头的贵族家庭转而采取一切手段，
肃清政治阶层中不受欢迎的暴发户分子。之前具有一定广泛性
的佛罗伦萨寡头集团急速紧缩，现在只有几十个家族掌握着权
力。对此，马尔乔内并不赞同，他为了中产阶级而对这种肆无
忌惮的排斥政策进行干预就证明了这一点。但当"低级"行会
在革命失败四年后力争更多的共同发言权时，他就完全倒向了
统治阶级的路线，参加一个重组政治局势全权委员会就是一个
佐证。像他这样的和解协调人现在已经不合时宜，也再无人问
津。直至 1385 年去世，马尔乔内最后几年的政治活动也没有
再留下记录。在他眼里，瘟疫已经腐蚀了一切——从私人道德
到公共生活。

薄伽丘和排遣恐怖的艺术

到目前为止，关于佛罗伦萨鼠疫的最著名的描述、关于瘟
疫肆虐的蜚声于世的作品均出自文学家乔万尼·薄伽丘笔下。
薄伽丘出生在佛罗伦萨附近的切尔塔尔多（Certaldo），是一
个富商的私生子，佛罗伦萨暴发瘟疫时，他已 34 岁。对瘟疫
的描述构成了他的故事集《十日谈》（*Il Decamerone*）的情节

框架，这是自古希腊罗马以来第一部重要的叙事作品。关于瘟疫的报告和连续讲述的故事——既有事实也有虚构——以极富艺术性而又可以理解的心理描写方式串联起来。

当瘟疫无情地在佛罗伦萨肆虐时，10 名富家子女——来自最好的富裕家庭的七位女郎和三名小伙子，年龄在 18 岁和 28 岁之间——决定逃到乡下去。他们在一个奢华无限的可爱地方练习排遣烦恼的艺术。这 10 位鼠疫避难者在 10 天内——"decamerone"来自希腊语，意思是"10 天"——每天各自讲述一个故事，因此两周之后（包括休息时间）加起来共讲了一百个故事。之后，这帮活泼热闹的男女青年回到了疫情显然已经得到缓解的佛罗伦萨，来到新圣母马利亚教堂（Basilika Santa Maria Novella）前，之前他们在那里集合，最后又在那里分手。

这个在乡村讲故事的小圈子洋溢着欢快轻松、不乏情色色彩的氛围，这种氛围跟引言中对大规模死亡的描述形成了鲜明的对照。为了将他的叙述与后面纯属虚构的故事恰当地区分开，薄伽丘反复强调他作为目击者的身份："我要讲的事情，听起来几乎难以相信；如果这一切不是许多人亲眼所见的话，包括我自己的眼睛，我几乎不敢相信，更不用说写下来了，哪怕我是从一个值得信赖的人的嘴里听到的。"[39] 瘟疫不仅感染上帝创造的万物之灵——人类，而且也感染"低等生物"，这一观察超越了人们的所有想象力："这样的事我已经不止一次亲眼见到，因此是我自己的所见所闻：当一个穷汉——他显然死于瘟疫——的破烂衣物被扔到街上时，跑过来两头猪，它们按照老办法，先用嘴巴和牙齿又拱又咬，然后在嘴里乱嚼。不到一个小时，这两头猪抽搐了一下，仿佛吃了毒药似的，翻倒在那团被踩躏的破烂上呜呼哀哉了。"[40]

在对各种令人震惊的事件进行诠释时，薄伽丘特别谨慎。

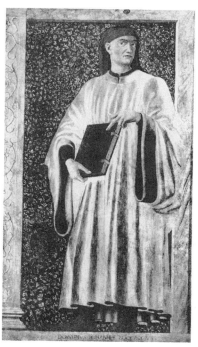

图 3　安德烈亚·德尔·卡斯塔尼奥（Andrea del Castagno）于 1448/1449 年为菲利普·卡杜奇（Filippo Carducci）老人的别墅所画的两位伟人均通过描写 1348 年的瘟疫脱颖而出并受益匪浅。乔万尼·薄伽丘在这个名声显赫的画廊里以一个雍容优雅的年轻人的形象永生，他自豪并且意味深长地展示着他的一部书，也许是故事集《十日谈》。关于疫情见证人的第二幅肖像画参见图 5。

瘟疫于 1348 年在意大利最优雅的城市佛罗伦萨暴发："要么是天体运行的结果，要么是天主要惩罚我们的恶行而发出正义怒火，这种怒火是为了改造我们而发到了凡人的身上。"[41] 这并没有最终解释最大的决定性的因果关系，虽然后面的故事讲到一些人类的邪恶与背叛，尤其是好色和行骗的僧侣。像薄伽丘这样的人文主义者并不喜欢僧侣和他们的教义，并公开与他们竞争：为了过上虔诚的生活，人们不能怯懦地退缩到修道院的高墙后面，而必须接受家庭、商业和政治等日常生活的挑战；

真正的虔诚是为公共利益积极服务，它可以很好地与明智的抱负和健康的利益观相结合。因此，薄伽丘对瘟疫的形而上学渊源并不真正感兴趣，他的叙述重点在于人间的悲剧。

开篇之处，他以一种无望、无助和无法逃脱的感觉描述佛罗伦萨的瘟疫之春，这种感觉在疫情暴发后没几天就已出现。清扫城市和其他卫生措施没有产生任何效果，而医生们一无所知——不是因为知识贫乏就是因为确实没有救治的药物。这一点既适用于经过学术认证的医生，也适用于那些没有受过官方认可的培训、自称"医疗师"的男男女女，他们的人数一时间暴涨。在可怕的症状面前，一个个都束手无策：腹股沟和胳肢窝下的疫瘤越长越多，变成蓝色或黑色的斑块，并宣告生命即将走到尽头。

至少和未知的疾病本身一样令人恐惧的，是它的传染方式。不仅在说话或接近被感染者时，就连仅仅碰一下他们的衣服或接触他们周围的物件都会被传染上。薄伽丘拿流浪猪和致命的破烂衣物的故事作为这方面的证据。

这就为真正的悲剧定下了框架。它体现在个人的心理上和与他人的交往中。所有人都处于怕被传染的恐惧之中，只知道不惜一切代价尽力避免染病。但由于虚荣心作祟，人们不肯承认这一点，而是用冠冕堂皇的理由掩饰他们的恐慌行为。因此有些人认为他们已经发现，在热闹的社交团体中适度地享受生活能够驱逐死亡。他们尊崇伊壁鸠鲁的精神，投身于轻松的享乐主义，享受美味佳肴和高品位的娱乐活动，始终考虑避免任何形式的穷奢极欲。另一些人则认为，通过嘲笑，甚至是直接挑战死亡才能苟活下去，就现在，就在死亡的阴影下，毫无保留地放飞他们迄今为止被压制的甚至是最黑暗的欲望。尽情地享受每一天，因为它可能是你最后的日子！为此，他们从一个废弃的瘟疫住宅跑到另外一个，警察和司法部门均不阻挠——

他们为维持秩序所作的努力早已被普遍的无政府状态所摧毁。还有一种生存策略是不要孤立自己，也不要放荡不羁，而是要彻底驱散恐怖感，通过各种精致的香料和其他愉悦的感官体验创造幸福的幻觉。

其实还有另外一条路，一条应能让人完好无损地闯过瘟疫炼狱的路："然而，另一些人抱着更残忍的心态——这可能确实更安全一些——并声称，对付瘟疫的灵丹妙药就是远走高飞。在这种信念的驱动下，许多男男女女只关心他们自己，抛弃自己的城镇、自己的家、自己熟悉的地方、自己的亲人和财产，或远走他乡，或去自己的庄园，仿佛换了个地方，上帝的愤怒和用瘟疫来惩罚人类之不义的意志就不会落在他们头上似的。"[42]

这种说法从两种意义上都值得回味。一方面，它斥责为无情和不负责任的正是佛罗伦萨上层社会七位妙龄女郎和三名年轻绅士的行为，他们这样做是为了应对该城被蹂躏的惨状，而且还成功了，因为躲避瘟疫被证明是逃离恐怖的最佳方式。另一方面，所有这十名鼠疫逃亡者在结束其避难之旅后都健康地返回家乡，而且精神状态良好。但是，这就意味着，上帝的审判毕竟不是那么公正和平等，而是毫不含糊地偏爱富人和佳丽，跟尘世间的国家和社会如出一辙。

因此，随后的叙述与叙述者头上都笼罩着一道黑暗的道德阴影。人类的污点无处不在：那些逃之夭夭的人身上有，因为他们怯懦地逃跑了；那些固守在城墙内的人身上也有，因为那里的传统、规矩和凝聚力几乎彻底崩溃了。在这些方面，马尔乔内和薄伽丘的言论几乎一字不差：孩子抛弃父母，父母抛弃孩子，共患难的朋友实在罕见，而专业救助人员索要的酬金则高得离谱。

在这些笼统的论述之后，紧接着是唯一的一段评论，凭借这段评论，薄伽丘的这部作品远远超越了其他关于瘟疫的描述："由于女病人被邻居、亲戚和朋友所抛弃，又找不到女佣，所以一种前所未闻的风气流行开来：女人一旦生病，不管她们有多么妩媚，多么如花似玉，多么尊贵，丝毫不再计较雇来照顾自己的会是个男佣，也不计较年老还是年少，或者其他情况；她们一点也不在乎把自己身体的每个部位都暴露在男佣面前，只要病情需要，她就会像面对一个女人似的去做相应的事。而这大概是那些病后康复的女人不再那么淑雅端庄的原因。"43

传统的道德规则在生死攸关的紧要关头失去了作用这一事实，当年可以用紧急状态下求生的压力来勉强解释，甚至教会方面也是这么做的，因为其代表的做法也不例外。然而，这些新的、松动后的规则在疫情过后仍然继续盛行，却让人们看到了更深层次的东西，也让人们得出更深远的结论：人类的真正本质是贪生怕死和极端的利己主义。哲学和宗教试图套在人身上的伦理束缚在风调雨顺的年代多少还能维系，因为人们可以在对未来的憧憬中逍遥。然而，一旦生命受到最严重的威胁，而且每时每刻都有可能结束时，所有传统思想的不合时宜就暴露无遗了，而这种思想是由教会支撑的。当病人在危难中被大家抛弃时，这一点表现得最为突出。一旦涉及生与死的问题，人就会变异成他在内心最深处一直保留着、隐藏着的核心：在你死我活的斗争中成为野兽，从人文情怀走向暴虐。按照人文主义者的信条，由恶变善只能依靠学习"优美文学"（bonae litterae），即具有榜样意义的古代典籍，以及其中对人们的劝诫：要履行职责，适度享受生活。

这就意味着，道德和伦理规则在瘟疫的特殊情况下自行消失了。除了羞耻感的消失，薄伽丘还详细描述了人与人打交道时人性的泯灭。这种人性的泯灭尤其体现在丧葬仪式和陪伴濒临死亡者等方面："现在没有几个（死者）还能赚到家人哀伤与痛苦的眼泪；相反，他们戏谑打闹，寻欢作乐；尤其是女人们，为了更舒适的感觉，她们对女性的礼节不管不顾，尽情地享受着新的习俗。"[44]文明的遮羞布消失了，暴露了人类本能最丑恶的一面。

薄伽丘接下来对瘟疫的描写则主要涉及典型的主题，马特奥·维拉尼和马尔乔内·迪·科波·斯蒂法尼也曾以同样愤慨的语气谈到：倒毙街头，挖掘群葬墓，匿名被安葬，面对无处不在的死亡变得麻木不仁，农村人被弃置于水深火热中，许多尊贵的家庭全家死绝，不知名的继承人冒出来继承财产。在这一语境下，薄伽丘只发出了一句感慨："苍天残忍（crudeltà）至极——其中一部分可能也是人的残忍，所以人们自然而然地相信，从3月到7月……有几十万人死在城墙内。"[45]薄伽丘特地指出，这一数字超过了疫情暴发前所估计的人口数字。大灾过后，人们习惯于夸大所经受的损失，这一点很容易理解。然而，把惨况归咎为上帝的旨意而非正义的惩罚，那就近乎亵渎了。根据基督教教义，天主按照自己的形象创造了人，而人作为一个残忍的造物主的创造物本身就倾向于残忍，显然符合《圣经·创世记》的逻辑，但它在这里被颠倒成险恶的相反结论。

揭开人在受到瘟疫影响时的真面目以后，一百个故事的主题也随之确定下来：人是冲动的，倾向于通过欺骗和暴力不受约束地活出自我，而例外恰恰证实了这个规律的存在。马特奥·维拉尼把对人类愚昧的失望投射到这场瘟疫中，并以残剩的希望作为点缀，马尔乔内·迪·科波·斯蒂法尼则对下层人民社会地位的提高感到沮丧。跟他们不同，薄伽丘将这场流行病描写成来自实践的验证——验证了他对人类的看法。

这就提出了一个问题，即这部作品——它已被提升到关于鼠疫的经典作品的高度——的作者是否确实为整个事件的目击者。没有证据证明瘟疫期间他在佛罗伦萨逗留过几个月。不支持这种说法的理由是，薄伽丘将佛罗伦萨的瘟疫时间定格在 3 月至 7 月，然而，大批人死亡的现象在 1348 年 7 月还远未结束。这或许可以算作一个笔误。但更引人注目的是，他反复声称所有的事情都是他亲眼看见的。但是，薄伽丘真的不顾佛罗伦萨小巷的肮脏和被感染的危险坚持了将近一个小时，只是为了看着那两头猪在咬过死者的破烂后死去？同样让人怀疑的是，鼠疫细菌对动物造成的这种突然死亡在其他文献里都没有得到过任何证实。这种质疑也可以被视为吹毛求疵。可毋庸置疑的是——而且很长时间以来就一直为人所知——薄伽丘的这段话与一个更古老的关于瘟疫的描述非常接近。

这一描述记载于修昔底德（Thukydides）的《伯罗奔尼撒战争史》。这是批判性历史学的第一部伟大著作，书中，这位雅典政治家和历史学家在间隔 30 年后，描述了公元前 430 年发生在他家乡并造成毁灭性后果的那场流行病。这部著名作品从一开始就描述了流行病的症状，它们跟鼠疫的症状明显不同，因为这种疾病在阿提卡（Attika）①侵袭的是人的喉咙、胃、肠以及胸部，引发高烧，就像要从身体内部将病人烧掉一样。之后的叙述却让薄伽丘的每一个读者都有似曾相识的感觉。在讲完医学方面的情况后，接下来是描述普遍的无助和绝望，医生束手无策，疾病令人毛骨悚然地迅速扩散（包括传染给动物），控诉感染者得不到足够的帮助和照顾，恐慌迅速蔓延，社会结构崩溃，人与人之间团结缺失，寂寂无闻地死去，

---

① 阿提卡（Attika）曾是古希腊国家联盟的一部分，现在是包括雅典都市区在内的一个大区。

死亡随处发生而且是在大庭广众之中，孝道和安葬礼仪不复存在，死者毫无体面地被葬在乱坟岗上，道德规范解体，肆无忌惮的享乐主义到处蔓延，对神灵的敬畏日渐减少。

薄伽丘并不精通希腊语，但这位伟大雅典人的著作片段有拉丁语译本并流传甚广。那么，所谓描述黑死病的开山之作属于剽窃吗？当然不是。像薄伽丘这样的作家模仿古典时代伟大无比的范本，为的是证明自己至少跟他们一样伟大，并不认为借鉴这样的手法是有损名誉的事情。相反，原作的光芒也会把模仿者照得熠熠生辉。此外，这位《十日谈》的作者影射妙龄女郎丧失羞耻心的论述独树一帜，完全不同于那位严肃的希腊人。

有可靠资料显示，薄伽丘在其父薄伽丘·迪·切里诺（Boccaccio di Chellino）去世后在佛罗伦萨定居，以保证财产的安全。但其父在 1348 年 7 月显然还活着，到了 1350 年 1 月才有记录显示他已过世。因此，这些个人的履历资料以及与修昔底德著作进行的比较表明，薄伽丘并没有在佛罗伦萨经历这场流行病的肆虐，而且在叙述时至少大量借鉴了古希腊光彩夺目的榜样。假如从这一事实出发，就不可避免地产生一个问题，即他的"传世成就"有多"忠实于现实中的世界"，也就是说观察得有多准确和精细？自这部故事集出版以来，这些成就一直受到高度的赞赏。这里也需要作出一个中肯的判断。在 1348 年的关键几个月，薄伽丘无疑在意大利生活，而且肯定亲身经历过——无论有怎样的地方色彩——瘟疫及其后果，甚至自己也一定感受到了威胁。因此，薄伽丘的故事集像维拉尼和马尔乔亚的报告一样，必然是以事实和真实的感知为前提的。所以说，《十日谈》的叙事框架绝不像它所承载的一百个故事那样是虚构的。

更加困难的是，准确地认定作者在书中的什么地方利用个人对整个事件的诠释来达到个人的各种目的, 比如在政治和社会上晋升, 或实现自我捍卫。从纯粹的讲述事实转换到从个人角度"占有"和利用这场瘟疫, 这一点在佛罗伦萨的三个关于瘟疫的记载中都能找到, 只是角度不同而已。马特奥·维拉尼和马尔乔内在叙述"疫情导致的道德滑坡"时, 越过了这一道界限。薄伽丘的作品在呈现故事的中心思想, 以及通过讲故事向中心思想过渡时, 这种转换不但出现得早, 频率高, 而且具有深远的间离效果。

86 　　从生活经历来看, 薄伽丘安然无恙地度过了这场瘟疫。几十年来, 他父亲一直与大型贸易公司紧密合作, 却没有在佛罗伦萨共和国担任任何重要职务。然而, 这位文学家在疫情结束后进入了"新人"的行列, 几十年后, 马尔乔内对这些"新人"的崛起感到强烈的震惊。我们发现, 薄伽丘早在 1350 年就在公共事务中担任了受人尊敬的职务。他很快便承担了风光无限的外交使命, 并担任了荣誉极高的官职。与此同时, 薄伽丘先是跟弗朗切斯科·彼特拉克 (Francesco Petrarch) ——一位头顶诗人桂冠、非常受人尊重的人文主义的领袖人物——相识, 最终甚至结成了友谊。正是在这一时期, 即 1349 年至 1353 年, 在瘟疫中结出的文学硕果——故事集《十日谈》问世, 它最终确立了薄伽丘在这个学者与文学家的共和国的声誉。过后不久, 即到了 40 岁的时候, 薄伽丘就像当时的许多诗人一样, 实现了道德上的转折: 他离开了松散的长篇小说体裁, 转向了更加严肃、教化、虔诚的主题。这位人文主义者现在为古希腊罗马的伟大男性和女性撰写传记, 自己也变成了家乡的一面旗帜。他在佛罗伦萨安全地度过了 14 世纪 60 年代初的第二波瘟疫。1375 年 12 月, 薄伽丘在万人景仰之下告别了人世。

在佛罗伦萨究竟发生了什么

无论从生平的角度如何审理、评判和推介疫情，有一个心理因素不容低估：所有作者都在生命受到严重威胁的情况下生活了几个月。在他们的叙述中，能感觉到持续不断的生命危险至今仍然让他们心有余悸，留下了深刻的痕迹。因此，记录所经历的事情的过程历来也是从内心深处进行总结与探讨的过程，事情过后，人们总是倾向于过度夸大已被克服的恐怖和危险。

在介绍完三份鼠疫报告之后，有必要再次提出这样一个问题，即事实真相究竟如何。最初的答案是，个人和集体的想象世界也是历史真实的一个重要组成部分，并反过来对现实产生深远的影响。除此之外，在佛罗伦萨的家庭、邻里社团、街道和市区内究竟发生了什么，就连同时代人也无法通过精确的统计数字来获知真相，也不可能在回顾历史时重新构建。那些回顾历史的作者特别强调人的矛盾心理——宽宏大量与卑鄙，勇敢与懦弱，这完全反映了他们的个人感受和对世界的看法。比如瘟疫导致家庭凝聚力出现瓦解的现象，这种说法总体上应该是被严重地夸大了。商人马特奥·维拉尼历来善于冷静地考量并作出判断，然而，就连他的数据——佛罗伦萨 60% 以上的人口在 1348 年的瘟疫中成为受害者——也毫无疑问地过于夸张。乍看起来，唯一一个出自 1427 年的可靠数字——佛罗伦萨城墙内的准确人数为 37048 人——似乎支持这种人口大规模损失的说法，如果把这一数字跟 1328 年前后的数据进行比较：根据相对可靠的估计，当时的居民人数为 10 万多一点。然而，这样做必须考虑到疫情出现过的反复：1363 年、1374 年、1390 年和 1400 年，仅以这四次时间靠得最近的"疫情反复"为例。如果把严重程度不一的疫情浪潮设定为每 12 至 15 年为一轮，那么就 1348 年而言，其人口损失更有可能在三分之一

87

左右——这当然并不能减弱瘟疫造成的前所未有的震惊效果。

至少在最高政治层面上，公共秩序也没有像人们经常抱怨的那样土崩瓦解。每两个月举行一次的佛罗伦萨市政府（signoria）选举仍在进行。这个由九名成员组成的城市及其农村领地的管理机构还在继续履行其职能。虽然从属于它或协助它工作的理事会有时不得不在最低法定人数大幅减少的情况下通过决议，但"佛罗伦萨宪法"的复杂机制从未崩溃。这部"宪法"从来没有被写下来，而是在几十年中逐步形成，由于其复杂性至今仍然难以复原。主导政治机构的贵族们也毫发无损地度过了眼前的危机，甚至从危机中脱颖而出，尽管新的家族正在递补进来。他们虽然填补了瘟疫留下的空白，却并没有迹象表明，这些新家族像马特奥·维拉尼和马尔乔内·迪·科波·斯蒂法尼所抱怨的那样，在经济或政治上占据了主导地位。

至于瘟疫造成的长期后果——在谈到梳毛工人造反时已经作了简要介绍——当然属于另一个问题，所以将在其他地方另作详细探讨。然而，从总体上讲，佛罗伦萨的社会政治结构经受住了 1348 年极端危机的考验，跟目击者的报告相比，它远没有受到那么强烈的冲击，在总体上也要稳定得多。

与其地区性的竞争对手锡耶纳和卢卡相比，佛罗伦萨共和国在疫情期间和之后的情况甚至比之前更好。这几乎不可能是不同的死亡率造成的，而是因为劫后余生的纯人口数量。如果将一个从 10 万居民缩减到 7 万居民的城市跟一个只有其一半大小、人口损失百分比相似的竞争对手相比，前者自然在权力上分量更重。疫情的周期性反复可能进一步加速了这种不平衡态势的形成。事实是，土地合并从 14 世纪下半叶开始愈演愈烈，从根本上改变了意大利的政治版图。昔日独立的中小城镇，包括曾经那样自豪的比萨，都落到了佛罗伦萨政府的统治之下，尽管它们曾经绝望地进行抵抗，却无法永久摆脱这种命运。类似的发展在意大利的许多地方都出现过，最突出的是意大利西北部。从 1400 年起，威尼斯以牺牲之前独立的城市领地为代价，迅速并长久地扩大了其在大陆的领土。

第九章 罗马的瘟疫和政治上的新开端

罗马人的沉默

在讨论疫情的过程中，到现在一直都没有提到罗马——唯一的例外是谈到教宗不再住在罗马，而是在罗讷河畔。这主要是因为没有一份关于这个永恒之城——其永恒性似乎因教宗的离开而受到强烈的质疑——的疫情报告，虽然人们本来应当期望从一位编年史家那里得到一份特别详细和深刻的报告的。

还是按先后顺序来谈吧！在欧洲人的眼中，一个从 1309 年起没有教宗的罗马是一个没有监护人的城市，所以也是一个没有福祉的城市。因此，1348 年的灾难以特别残酷的方式在当地肆虐，这早在人们的普遍预料之中。时至今日，人们估计台伯河畔的这座城市人口损失高达 50%，尽管没有任何可靠的证据来证明这一点。

1348 年的罗马无论在意识形态还是经济上都处于守势。随着"基督的代表"（vicarius Christi）和教廷的离开，许多荣耀和经济实力都已丧失。教宗与枢机主教们曾用他们的奢侈消费养活了批发贸易和银行，而来自欧洲各地的大批朝圣者为罗马的服务业——从豪华旅馆到群租屋——提供了一个稳定的客户群，外加一个极为不好的名声。具体而言，教宗卜尼法斯八世（Bonifaz VIII）①宣布 1300 年为圣年，他向所有当年参观罗马主教堂的游客承诺实行大赦，免除所有对其罪恶的惩罚，这无疑是一项巧妙的促进经济发展的措施，让罗马的旅馆老板和其他更加不光彩的行当赚得盆丰钵满。因此，这个对拯救灵魂和经济同样有益的重大事件并非要像原计划的那样每隔

---

① 卜尼法斯八世（Bonifaz VIII），又译博义八世，1294~1303 年在位，主张教宗权力高于世俗君权。

100 年举办一次，而是在 1350 年就再次举办，也就是说在瘟疫暴发的前夜。原计划是将预期的游客大潮引向基督在人间的代表所在的阿维尼翁，但这行不通，毕竟使徒彼得和保罗的遗物以及圣城的光环并没有一起迁移到罗讷河畔。更何况罗马人永远也不会原谅因失去"禧年"而损失的荣耀和经济利益。但从另一个角度来看，罗马城失去了作为最高赐福者的教会最高领袖，作为旅游目的地的吸引力显然大打折扣；因此在筹备和启动没有教宗的"禧年"时必须安排得更加周密。就是说瘟疫绝不能影响这一计划。面对这个喜庆的机会，罗马必须向外展示，这是一片没有流行病的净土，一个救世的、充满生命力的、被上帝选中和眷顾的城市，从而让令人痛恨的阿维尼翁相形见绌。最迟从 1347 年开始，所有的努力都以此为目的。

　　然而，教宗和枢机主教并非无缘无故地离开了罗马。罗马人自己和意大利的主要知识分子，如弗朗切斯科·彼特拉克，虽然将教宗的离去归咎于贪婪而不道德的法国教会的大佬们，他们卑躬屈膝地跪拜在法国君主的脚下，但罗马城的领导层要对由此造成的降格承担大部分责任。早在 13 世纪，教宗们在他们的"陪都"维泰博（Viterbo）① 居住的时间就比在罗马还要长，原因是他们在当地无法与他们的权力对手——庞大的男爵家族和罗马市政当局抗衡。科隆纳（Colonna）、奥尔西尼（Orsini）和萨维利（Savelli）等主要贵族家族在罗马腹地拥有数十个坚固的要塞，从那里掌控着城市的供应，并随时可以将其切断。他们还从自己的农村"附庸"中募集军队，教宗的御林军一般都不是他们的对手。罗马城在 11 世纪经历了一场毁灭性的征服和抢劫以后，其人口到 1347 年最多减少到只剩下 50000 人。一个半世纪以来，继教宗和男爵之后的第三股政

① 　维泰博（Viterbo）是意大利中部的一个城市。

治力量已经以罗马公社的形式出现，它以佛罗伦萨和锡耶纳等城市为榜样，通过施加越来越大的压力要求分享权力。其领导人从富裕地主、养畜户、商人和公证人中招募，从声望和军事资源方面来讲，远远比不上争强好斗、因傲慢而臭名昭著的贵族。正因为如此，市政当局领导层不得不通过协调一致的行动来证明，上帝的恩典并不降临在疏于职守的教宗和傲慢的强盗骑士身上，而是降临在道德高尚和勤劳的公民身上。这就决定了 1309 年至 1347 年台伯河畔的权力架构变化多端的特点。缘此，相互竞争的男爵亲族之间、亲族和公社之间时而结盟，时而交恶，变幻无常。导致动乱的另一个原因在于，教宗力图通过派遣特使在台伯河畔保持其影响力，而南部与教宗国接壤、处于安茹王朝统治下的那不勒斯王国也在谋求扩大势力范围。

鉴于这种异常特殊的状况，再加上这座永恒之城的政治力量所承受的巨大压力——要证明自己的能力与正确——人们本该期望许多来自彼此竞争的不同阵营能提供关于 1348 年疫情的资料。但情况恰恰相反：第一手资料一份也没有。这种沉默愈加令人费解，因为在从佛罗伦萨到罗马的这条线路上，相关的资料应有尽有。

以锡耶纳为例，有史以来最著名的鼠疫报告之一就出自那里，但凡谈到欧洲的黑死病，就不得不提到这篇添加了不少主观色彩的叙述："我，阿格诺洛·迪·图拉（Agnolo di Tura），人称胖子，亲手将我的五个孩子埋葬在公共墓地。其他人的情况也好不到哪里去。其他死者被草草地埋葬，以至于狗把他们刨出来，有的散落在市区，有的甚至被吃掉。钟声不再敲响，哭泣也已停止。情况可怕到了极点，以至于每个人都认为自己也必死无疑。"[46] 在大规模死亡面前，人们已经变得麻木不仁，末世气氛到处蔓延。根据阿格诺洛的说法，在锡耶纳及其统治下的农村地区死亡人数超过 80000，跟其他数字一样，这个数字显然估计得太高了。毫无疑问，除了个人恐怖经历的真实性和面对连续死亡的麻木不仁以外，这位绝望的父亲所写的动人证词跟风格基本一致的主流证词完美地融为一体。

这种形式上的同一性可以通过当时意大利历史学的发展水平来解释。一方面，城市或修道院的编年史写作传统得到了延续，就这种传统而言，将灾难解释为上帝的惩罚是事先固定好的模式，因而满足于所有提供抱怨和恐惧的"通俗风格"；另一方面，薄伽丘等早期人文主义作家和他们的祖师爷彼特拉克也拿起了笔，他们关注的是文学上的辉煌，而不是深刻的观察，更不用说对通常的解释进行探究性的质疑了。

匿名人士的报告

唯一作横向思考和解释、可以期待他提供一幅特别独立的关于大瘟疫的图景之人，是一位罗马编年史家。因其姓氏不详，所以他被称为"匿名罗马人"（Anonimo Romano）。在他撰写的叙述 14 世纪上半叶罗马历史的书中，这位"匿名人士"开篇就向其榜样提图斯·李维（Titus Livius）[①]提出质疑。李维写下了他的历史鸿篇巨制，"以抚慰他的心灵"，这大体上意味着，弄清楚历史的进程并消除与之相关的所有忧虑。这位匿名的罗马人采用了这一原则，同时进行了改动："我这样说：我若不把在生活中看到的美丽和新颖的事物记录下来，我那被深深打动的心灵就不可能得到安宁。"[47]这是绝大的讽刺，因为需要记录的东西虽然新颖，但绝不美丽。"我这样说：当我享受着这部著作时，我远离并且没有感受这片土地所承受的战争与痛苦。这些战争与痛苦因为造成了严重的创伤，所以

93

---

① 提图斯·李维（Titus Livius，公元前 59~ 公元 17 年），古罗马历史学家，代表作为《罗马自建城以来的历史》。

不仅对那些受此折磨的人，而且对那些听闻此事的人来讲既可悲，又可叹。"那么，在这位匿名罗马人的眼里，描述苦难就是让苦难无情地呈现在自己面前，以此来克服它。该作品通过冷酷地评述事实完全达到了由此产生的对真实性的要求："我写的东西，是不可撼动的事实。上帝为我作证，我同时代的人也可以证明，以下记录是真实的。因为这是我看到的，也是从值得信赖的人那里听到的。"为了让那些不懂拉丁语的商人和其他同时代的人能够获益，这部作品是用"俚语"，即口语写成，就是说用的是罗马方言。

由 28 章组成的"匿名"编年史的第 21 章以《关于全世界残酷的死亡和阿拉塞利的圣马利亚教堂的阶梯》（*Von der grausamen Sterblichkeit in der ganzen Welt und von den Treppenstufen von Santa Maria di Araceli*）为标题，但除了这个意味深长的标题，它没有任何内容被保存下来。对 14 世纪意大利的历史学，尤其是对欧洲关于鼠疫的报告来讲，这是最为严重的损失，因为从导言中定下的原则以及前后段落的质量来看，本可以预料此处会出现一个超出常规的解释。再说这位"匿名人士"在他作品的残存部分里以异乎寻常的坚决态度，甚至常常以尖锐的嘲讽质疑其他人满意的常见解释模式，并用建立在没有偏见的观察和人物心理透视之上的另类方式来反驳他们。同样丢失的还有第 22 章《关于发生在意大利的地震》（*Vom Erdbeben, das sich in Italien zutrug*）。相反，第 23 章《关于罗马的 50 禧年庆典以及匈牙利国王返回罗马和阿普利亚》（*Vom Fünfzig-Jahr-Jubiläum in Rom und von der Rückkehr des Königs von Ungarn nach Rom und nach Apulien*）保存了下来。这一章从 1350 年写起，因为它是根据前面佚失的那个瘟疫章节进行叙述和阐释的，所以我们可以借此推断佚失的那部分内容。下面将具体进行分析。

通往天堂的阶梯

"那是1350年，教宗克雷芒宣布大赦，在一年内全面免去对罗马人的惩罚及其罪孽。就这样，所有的基督教徒都在这一年里来到了罗马，而且没有任何阻碍或屏障。"这种说法本身就十分令人惊讶，因为在1350年，瘟疫还没有结束它对整个欧洲的毁灭性破坏过程。在北欧和西欧的部分地区，瘟疫在这个"圣年"才刚刚达到肆虐的高潮。但无论是这种情况，还是灾难在意大利造成的后果及所有具体的障碍——这肯定给去使徒墓地朝圣造成了极大的困难，对欧洲大部分地区来说根本就没有这种可能——都被忽略了。此外，罗马因教宗的缺席失去了对朝圣者的主要吸引力，对此他也只字不提。这位匿名作者想要证明的事情已确信无疑：没有最高祭司也没关系，圣年必须成功，也确实成功了，甚至非常成功，因为罗马人在困境中做到了极致。没有了教会中腐败的大佬们，他们做得反而更好，原因是找到了一个有魅力的领袖，可以给这座永恒之城一个全新的、同时也是非常古老的生存理由，从而使瘟疫变成无足轻重的事情。这就是《罗马纪事》中压倒一切的主题。

在护民官（尼）科拉·迪·里恩佐［(Ni-)Cola di Rienzo］——来自特拉斯特弗尔区（Trastevere）的一位饭店老板儿子的领导下，罗马人在1347年将他们的命运掌握在了自己的手中，并有意识地继承罗马共和国的伟大历史时代。按照科拉这位狂热的理想家的想法，这种历史上最崇高的国家制度在法律上从未消失，因此应当立即恢复其所有的辉煌和荣耀。具体而言，这意味着皇帝和国王作为共和国的管理者必须彻底地服从、忠诚和听命于它。

这种试图恢复被埋葬了14个世纪的历史的努力引起了不同的反应。罗马城市社区的成员和支持者来自中产阶级上层和

95

城市的小贵族阶层，他们欢欣鼓舞，因为他们觉得自己现在已经晋升到统治阶级的行列；而在台伯河畔统治几十年之久的庞大的男爵家族突然发现自己被赶下了台，扮演起了反对派的角色，却在军事上被镇压下去。在阿维尼翁的法国教宗们也感到沮丧，因为在一个重新崛起的罗马共和国，他们最多只能作为纯粹的精神领袖发挥微不足道的作用。如前所述，他们不能剥夺这个或多或少有些叛逆倾向的首都在1350年举办禧年庆典的权利。

值此圣年开幕和举行庆典之际，教宗克雷芒六世派出了一个能够想象到的最不合适的代表——枢机主教来自切卡诺的安尼巴（Annibale da Ceccano）。他抵达米兰时，就已经因为傲慢和高谈阔论丢人现眼了。米兰总主教乔万尼·维斯康蒂（Giovanni Visconti）率领一支华丽的骑兵队出来迎接他却因此受到斥责时，他就以轻蔑的口吻讽刺道："主教先生，这不是什么盛况，只是为了表明教宗的麾下有这么个小教士，他也能做点什么。"这位教宗的全权代表的到来势必会引起最严重的冲突。"这位安尼巴先生有四个绝非值得称道的特点。第一，他来自坎帕尼亚；第二，他是个斗鸡眼；第三，他是个牛皮大王，好出风头到了病态的地步；第四个恶习我还是闭嘴不说的好。"这应该是说：他追求的不是女人，而是男童。就这样，他们为了一点琐碎的小事而争吵，并升级为一场街头斗殴。这位主教指责护民官科拉·迪·里恩佐并要他为此负责，还称他为异教徒和反叛者。作为教宗的代表，他在履行职责时恣意妄为、腐败堕落，后来被弓箭射伤，他把这件事也归咎于科拉。在访问家乡切卡诺（Ceccano）时，这位主教由于饮食无度而亡。之前，他就因为嗜酒成性遭到人们的嫌弃："他是天主教会中为数众多的酒徒之一。"他侄子和他所有的陪同都跟他一起殒命。圣年照办不误，而且获得了巨大的成功。

在这位匿名罗马人的眼里，官方教会已经落入野蛮人和放荡不羁者的手中；罗马的种种事件表明，这些人身上承载的已不再是一种祝福，而是一种诅咒。真正的信徒群体由天主的选民——罗马人组成，而且是在其护民官的领导下，至少当他还以罗马人民的名义，并为罗马人民的利益施政的时候。但根据这位编年史家对随后几年入木三分的分析，科拉·迪·里恩佐在之后的几年里深陷在自大狂妄和权力的诱惑之中，想当皇帝，并因这种自负而受到惩罚。1354 年，他在一次民众起义中死于非命。但是，当他满足于为善良的罗马公民服务时，上帝与他同在。

这一切跟 1348 年的瘟疫有什么关系呢？按照这位"匿名人士"对历史的解释，上帝给罗马人带来瘟疫，是为了考验他们。罗马人经受住了这场考验，因为他们从中得出了正确的结论，并启动了一场在宗教、道德和政治上的全面革新。其具体表现是建立一个由善良的人民，即公社的力量来管理的共和国，并由护民官科拉·迪·里恩佐领导。这个全面革新后的罗马要向道德权威——天主提出一个互利的交易："我们将为你建造一座宏伟的纪念物，以展示你的荣耀与我们的虔诚，如果你把瘟疫的祸害从我们这里带走的话。"于是就发生了这样的事情：瘟疫消失了，公社动手建造纪念物。作为人与人之间、天与地之间和解的标志，一道石头的彩虹出现在罗马的城市景观中：陡峭的阶梯从卡比托利欧山（Kapitol）① 向上蜿蜒至其北部的山顶，即阿拉塞利的圣马利亚教堂——公社、公共精神与和平共处的圣地。科拉的悲剧性错误在于，他以为这种恩典是送给他的，而不是送给作为一个整体的"善良"人民与虔诚和

97

---

① 卡比托利欧山（Kapitol）是罗马的七座山丘之一，罗马建城时的重要宗教与政治中心，文艺复兴时期在此修建米开朗琪罗设计的宫殿。

平的中产阶级的。这一致命的自负造成的后果是，男爵家族的那些魑魅魍魉很快又开始兴风作浪，重新夺回了罗马的政权。

以上就是我们对当年这位最不寻常的编年史家的遗失章节小心翼翼的复原，并赋予其标题以实际的意义：它宣告瘟疫造成的死亡，但最重要的是宣告令人骄傲的建筑物——它标志着死亡应当结束。科拉·迪·里恩佐在山脚下被打死（现在他的铜像就矗立在那里）并非不符合逻辑——以上帝管理者的身份进行统治从来都有生命危险，因为与之相关的那些期望不可能长期实现。

这位"匿名人士"的例子表明，人们可以借流行病侵袭之机要求一个激进的新开端，并对此加以利用。为了树立起这种信念，不一定非要怀疑或否认上帝，只要以批评的态度把教会当作一个权力机构来看待即可。

实际情况是否真的如此，我们只能间接地予以回答。有迹象表明，黑死病在台伯河畔的肆虐过程确实相对比较温和，倘若是另外一种情形的话，自称是共和国的革新者、替代教宗和天地之间的调解人的科拉·迪·里恩佐很快就会失去他的魅力与光环。然而，这位护民官的沉沦也跟瘟疫密切相关，因为他后来的狂妄自大和自以为是源于他以前在瘟疫流行期间所取得的成就，他把这些成就单方面地写在了自己的功劳簿上。建造纪念性阶梯的努力和应对不久之后的朝圣大潮支持这样的假设：罗马虽然也确实出现过瘟疫造成的死亡，但与半岛上的其他大多数城市相比，瘟疫在罗马结束得更早，造成的破坏也更小。

第十章 瘟疫没死人：米兰的奇迹

死在皮亚琴察，活在米兰

加布里埃尔·德·穆西斯的《皮亚琴察编年史》已经两次出场：一是关于致命的大帆船从黑海航行到西西里岛的报道，二是对瘟疫的症状进行的惨烈描述。与其他几乎所有关于瘟疫的文章不同，他对瘟疫的描述带有强烈的感情色彩，其风格高亢激昂，语气充满指责。德·穆西斯跟乔万尼·维拉尼属于同代人，因此在瘟疫暴发时已是耄耋老人，他把他生活的世界在瘟疫面前走向崩溃理解为世界末日的前奏。他经历的黑死病是皮亚琴察的黑死病，他一生都没有离开过这个地方。作为一名受过高等教育的公证人，他在当时处于米兰统治下的家乡是受人尊敬的人物之一。他撰写的编年史从钟楼的有限视角出发：从远处看到的许多东西显然比较模糊，不少都类似童话。只有传染大潮蔓延到皮亚琴察周围及城市本身以后，他的叙述才显得充满活力与勇气。

在对苦难进行的详细描述中突出敌人的形象，是这位省城名流的典型手法：都是热那亚人的罪过，他们在贪得无厌的欲望驱使下，把他们船上的传染病带到了意大利半岛，因为造成大量死亡的致命气体随船而行，并在热那亚被船员们一起带上岸。水手们又拥抱他们的至亲，从而给他们——而且不仅仅是他们——带来快速和无法逃脱的死亡："说呀，说呀，热那亚，你到底都干了些啥！"[48] 然而，这种指责并不完全符合逻辑，因为之前几行文字还把瘟疫称为上帝的惩罚；所以，热那亚人只不过是在执行上天的意志而已。诚然，能让这位来自皮亚琴察的公证人聊以自慰的是，这个遭人痛恨的港口大都市的死亡人数达到了全部人口的八分之七。由此可见，那些该死的批发商因为贪婪而得到了应有的惩罚。

在这种背景下，加布里埃尔·德·穆西斯认为把瘟疫带到皮亚琴察的是一个热那亚人，也就顺理成章了。他在那里生病后，得到了一位当地朋友的悉心照料，然后这位朋友又把病传染给了他的家人和熟人，自己也死于这种疾病——所有的毒素都来自外部。接下来的描述自然是遵循通常的套路：对疾病症状的准确观察，关于最重要的教堂、修道院和贵族家庭的可靠死亡数据，然后是描述被遗弃的人，他们徒劳地呼救。少数有勇气的人提供了帮助，并因此而丧生。与此同时，现在轮到那些被社会抛弃的人时来运转了：那些天不怕地不怕，或者劫后余生的穷光蛋和倒霉鬼提供了一些微不足道的服务，却让人付高价。瘟疫眼看着要把上层社会掀翻在地，事实上却并没有完全走到那一步。

这位地位高、关系多的律师在他的叙述中愤愤不平地表达了他的社会偏见和怨恨。作为有产阶级的代表，他热衷于维护秩序，因此对城墙外随处可见的惊人现象也进行了记录："城市和城墙、田野与森林、道路跟河流都受到强盗的侵扰。"[49] 瘟疫暴发前12年，皮亚琴察已经失去了它苦苦维持的独立地位，沦落到维斯康蒂（Visconti）家族——米兰实力强大的领主（signori）的统治之下。在加布里埃尔·德·穆西充满激愤的作品中，对失去这种地方自治的悲戚跃然纸上，更何况自1348年起统治米兰和意大利北部大部分地区的领主卢奇诺·维斯康蒂（Luchino Visconti）——不要跟来自同一家族另一个分支的同名电影导演（1906~1976年）相混淆——正在围攻热那亚，即所谓的瘟疫中心。

米兰法学家和编年史家皮埃特罗·阿扎里奥（Pietro Azario）对这位卢奇诺·维斯康蒂的特点描述如下："他重建了作为整体的米兰国家，所以米兰现在不是一个城市，而是一个完整的省份。他既爱和平也爱法律，声称不管太多的事情，实际上管得却非常多……他疑心极重……把自己的国家整治得井井有条，以至于每个人都可以在他的领地内安全行走，不管是白天还是夜间，在偏僻的地方也不例外。"⁵⁰ 即使到今天，米兰及其周边地区都做不到这一点。

阿扎里奥身为该省的中级官员，既为维斯康蒂家族服务，也为卢奇诺本人服务，所以他很清楚，后者对法律的热爱意味着什么：对所有违法者进行无情的打击，无论其地位或级别如何。阿扎里奥本人有段时间显然失宠了，因为他没有彻底执行主人的命令。所以他既不喜欢这个统治者的家族，也不喜欢其当家人，当然，他不能在 1360 年后写的编年史中公开这样表示。相反，他用许多通奸和暴力的故事影射卢奇诺从 1339 年至 1349 年的统治，善于讲述传奇故事的雅各布·布克哈特（Jacob Burckhardt）在其著名的《意大利文艺复兴时期的文化》（*Kultur der Renaissance in Italien*）中热衷于将这些故事作为可靠的证据，证明暴君的不道德和肆意妄为。

维斯康蒂家族，尤其是卢奇诺时代对权力的垄断在阿扎里奥眼里特别可怕。因为不符合这位暴君通常给人的形象，所以阿扎里奥以沉默藐视他最伟大的壮举，中世纪和现代欧洲统治者在"内政上"能够取得的最大功绩——成为最成功的疫情治理人。

建围墙，与世隔绝

400 年后，米兰启蒙运动的领军人物皮耶罗·维里（Pierro Verri）简明扼要地总结了他家乡城市在历史上的这一壮举：卢奇诺·维斯康蒂通过强有力和坚决的行动拯救了米兰，使其免于瘟疫的危险。在维里眼中，这位冷酷无情、行动坚决的领主也是一个极不道德的暴君，对他的对手不讲什么情面，但这些缺陷在这样一个伟大的壮举面前就显得无足轻重了。250 多年后，这一壮举仍然没有被遗忘——在 2020 年春天意大利的"新冠病毒肺炎危机"中，在无数的博客和推特平台上都能听到这样一种呼声：给我们第二个卢奇诺·维斯康蒂！或者是更频繁的感叹：我们要是在 2020 年 1 月和 2 月有他该多好！

根据较为合理的推算，米兰在 1340 年代的人口超过 15 万，为欧洲最大的城市之一。它位于亚得里亚海（Adria）和第勒尼安海（Tyrrhenisches Meer）之间的阿尔卑斯山脚下，这意味着它在许多方面都与最重要的贸易路线和货物流通相关联，因此，它几乎注定要成为一个"瘟疫城市"。瘟疫残酷肆虐的小城皮亚琴察距离米兰这座幸免于难的伟大城市只有 60 公里。假设这场瘟疫平均死亡率为 30% 的话，那么可以说，在这座伦巴第大都市至少有 45000 人幸免于难，而不是像在其他地方那样悲惨地死去。这样的估算不应该被理解为美化"强者"，而是要填补在知识和研究方面的空白，同时也有助于解释在后续时代一种政治模式为何具有不可抗拒的吸引力。

这一空白首先体现在遗留的资料方面。如前所述，米兰的编年史家阿扎里奥沉默不语；而在描述瘟疫的苦难时经常发出令人心碎的哀叹并穷尽各种修辞手法的其他"瘟疫编年史家们"一旦谈到米兰，就显得没了脾气。锡耶纳的阿格诺洛·迪·图拉（Agnolo di Tura）的记载简明扼要："米兰死的人很少，因为只有三个家庭死亡。他们房屋的门窗都被砖墙封死，所以无人可以进入。"51《比萨纪念堂》的作者也同样简单明了地写到，10 人中有 9 个死于瘟疫，这种情况"不仅在比萨地区如此，在整个基督教世界如此，而且在撒拉逊人的土地上也是如此，也不管是有城墙还是没有城墙；但瘟疫的肆虐程度一处比一处厉害。可是在米兰，除了三个家庭，没有一人死亡。这三个家庭的房屋门窗都被砖墙封死了。在伦巴第的其他地区，瘟疫的肆虐程度和其他地方并无二致。"[52] 这一消息虽然明确无误，但信息量太小，最终还是马特奥·维拉尼予以了明确的证实："到了 1348 年，整个意大利终于都被感染了，只有米兰城以及意大利和德国之间阿尔卑斯山的一些地区除外；在后面的这些地区疫情几乎没有造成什么损失。"[53] 维拉尼尽管商业上遭受了各种挫折，但仍然拥有一个密集的信息渠道。所以可以肯定：米兰没有出现鼠疫死亡病例。

　　整个意大利的这个唯一例外不能不说是独树一帜，以至于人们应该期待对它有大量的评论和解释。如果说米兰人不是罪人，因此可以免于审判庭的惩罚，那么这种说法对其他受到严厉惩罚的人来讲实在难以服众。如果上天的力量没有发挥作用，那么一定是尘世的力量在作祟，但又会是哪些力量呢？无论对那三个被围困家庭的故事了解得多么深入，也说明不了问题。放眼望去：14 世纪的编年史家们对米兰的奇迹差不多就是视而不见。现代研究中的情况也非常相似。偶尔会有研究提到米兰的死亡率为 15%，即比其他地方低，但这种说法在同时代的文献中找不到任何依据。

　　14 世纪资料中的沉默是一种刻意的隐瞒。如果要跟 2020 年的新冠肺炎疫情进行比较的话，米兰的情况不禁让人想起瑞典的情况，即跟一般封城不同的另类模式，这也同样被认为是一种挑战和惹是生非。德·穆西斯在他心爱的、遭到严重破坏的皮亚琴察对那个大都市免受灾难的侵袭只字不提，这非常容易理解，因为他不可能赞美那个剥夺了他家乡自由的可恨暴君。事实上，无论是比萨的编年史家还是维拉尼都没有对这一重大例外的原因发表详细的见解，因为比萨感受到了维斯康蒂王朝强大的权力结构所带来的威胁——这是一种与皮亚琴察非常类似的思想禁忌。而对维拉尼而言，比萨当地的统治方式可谓佛罗伦萨共和制最黑暗的对立面。伦巴第的暴君能够实现

"世间之盐"佛罗伦萨人所没能做到的事情，不过这位作者无意于探讨这一点。

时至今日，人们对这种避免疫情发生的奇迹究竟是通过什么样的手段实现的所知甚少。如果考虑到阿扎里奥和所有其他资料来源都迫不得已地强调这位领主在居民供应方面所作出的巨大成就，那么信息方面的空白就更加显得奇怪了。为了受到民众的爱戴，卢奇诺坚持不懈地供应廉价面包，从而努力树立一个优秀统治者的典型范例，像一位慈父那样照顾好基督特别关照的人——穷人。另外，那些为数不多的关于其"瘟疫政策"的具体信息说明，他严格控制货物的流通，更严格控制那些看押和运输货物的商人和车夫，而且根本就不允许来自受污染地区的人进入城区。这听起来很合乎逻辑，却并不能解释一切，因为最迟从 1348 年春天开始，热那亚和威尼斯这样的主要商业门户以及较小的港口都遭到严重感染。此外，从周边狭窄的农村地带向如此大的城市供货是不可行的，除非在 1347 年秋天，当第一个可怕的消息从西西里岛传来时，就开始囤粮备荒。更令人吃惊的是，根据可信的证词，城墙内发现过个别受感染的人，但他们只把疾病传给了极少数人。如何对待这些受感染的人，给幸免于难的人和受难者留下了丰富的想象空间，并导致各种谣言纷纷而起：暴君卢奇诺·维斯康蒂不仅像编年史中所报道的那样，将不幸的人堵死在砖墙内，从而切断了他们与外界的联系，甚至冷酷地任由他们饿死，并通过这种所有保护措施中最残酷的方法阻止了感染的蔓延。

根据同时代人的证词，可以想象卢奇诺·维斯康蒂可能采取过这类措施。倘若如此，这种"瘟疫的理智"就是"国家理智"的一种表现，它是这个意大利最有权势的领主在马基雅维利诞生的大约两个世纪前，对内和对外实施了长达十年的策略。根据这一措施残酷却有效的逻辑，以十几个人死亡的代价拯救成千上万人于危难的做法是合理的。至于说那三个被感染的不幸家庭（如果确实有过的话）是否真的死于饥饿而不是瘟疫，就不得而知了。

回首往事，如果要对当年实际发生的情况作出结论，最好的方法是阅读卡多（尼）·德·斯帕索提斯［Cardo(ne) de Spazotis］医生关于预防鼠疫的论文。他于 1360 年代参加了在米兰城墙外建造一个当时来讲规模巨大的野外医院的工作。之所以建造这所医院，是因为卢奇诺·维斯康蒂的继任者在 15 年后的第二波瘟疫中没有像他那样取得成功，此时显然再次采用了他的方法；他们通过这种方式虽说未能防止 1370 年代鼠疫的再次暴发，但与其他大城市相比，却能够控制其影响。

这些方法可以用一个词来概括：隔离、隔离、再隔离，并且要坚定不移，必要时不惜采用残酷的手段。卡多的论文也正是强调这种做法：必须尽一切可能避免接近瘟疫患者，因为他周围的空气被他感染而具有传染性。这里所谈的还不是空气中的微生物，而是被称作"致命气体"的空气，虽然如此，这种预防措施依旧是唯一正确的方法。严格的隔离策略——无论用不用置人于死地的砖墙——和对入城者以及他们的货物流通的严格控制肯定在 1348 年就已发挥关键性的作用。至于说这些措施是如何具体实施的，如何避免了备受赞誉的向下层阶级供应食品的做法所产生负面影响，米兰的批发商们——他们无疑罹受了巨大损失——又作出了何种反应，这一切都尘封于历史的黑暗之中。面对历史资料的缺位，历史学家们只能顺其自然。

瘟疫与暴政

卢奇诺·维斯康蒂战胜了黑死病，却无法长久地享受这一荣耀。1349 年 1 月底，他在围攻热那亚的过程中死去，按照同时代大多数人的说法，他是被自己的妻子毒死的，这可以说是一个暴君应得的下场。但他阻止瘟疫侵袭他的都城而树立的榜样却继续发挥着效应并产生着影响。当黑死病在意大利暴发时，维斯康蒂家族在米兰执政尚不足 40 年，他们所代表的是一种相对新颖的、在许多方面还没有尝试过的行使权力的方式，由于找不到古人相应的表达而被简称为 signoria（领主）。它在米兰取代了城市共和国的模式，后者在意大利北部和中部的大多数城市中仍然继续盛行，实际上是由几十个通过贸易、银行业和纺织品生产致富的贵族家庭控制的寡头政治。这些新的领主的合法性在许多法学家和神学家看来值得怀疑。按照传统的法律概念，某一个人在没有悠久的王朝传统作为根基的情况下毫无约束地进行统治是不可想象的。因此，对于保守的法学家和政治理论家来说，这种新的统治模式时时刻刻都有滥用权力的嫌疑，对其非法性和肆意妄为完全可以冠以一个非常熟悉的名称——暴政。情况也确实如此，这些领主在内部和外部的反对派迅速地，可以说条件反射般地抛出了暴政的指责。正因为如此，这些伤风败俗的掌权者迫切需要通过久经考验、让人感到信任的头衔和壮观的仪式来使他们的地位合法化并得到巩固。

然而，所有这些为赢得认可和合法地位所作的努力都会黯然失色，如果一位权欲熏心的统治者成功地让其城市的公民在面临最危险的威胁——瘟疫的情况下免于受难的话。很显然，他的统治承载着上天的祝福。天主保佑实干家——从这一时刻起，这句话成为新老领主们的宣传口号。这就意味着，瘟疫在这一新型统治模式传播的过程中帮了大忙。在 1348 年后的半个多世纪里，维斯康蒂家族经历了前所未有的兴盛时期。尽管该家族名副其实的冷酷无情造成了家族内部的争斗，米兰城的这些统治者仍然几十年如一日地向南扩展他们的地盘，直到

1400 年前后即将征服佛罗伦萨为止。与此同时，他们继续扩大对内的权力，因此，对那个时代来讲很成问题的概念——国家，至少在这里获得了部分意义。在都城米兰，维斯康蒂家族的统治地位比任何其他欧洲王公贵族都要稳固。他们尤其在米兰，但也在其他领地内尽一切可能抽取税费，从而拥有比欧洲大陆其他君主更强大的财政实力。最重要的是，他们在意大利的大部分地区成为颇受欢迎的宗主和保护人，可以迫使长期分裂的地方精英走向和平并在城市共和国四分五裂的状态下实现最低限度的平衡。

在卢奇诺·维斯康蒂的第三任继承人吉安·加莱亚佐（Gian Galeazzo）[①]的领导下，这种发展取得了如此大的进展，以至于他的宫廷历史学家们可以把他当作意大利未来的国王加以歌颂。他们不仅赞美他们的主人取得了巨大的成功——他正在准备将因瘟疫流行而被削弱的佛罗伦萨并入自己的统治范围——而且歌颂君主统治的优越形式，声称只有这种形式能够为人民提供和谐与保护，尤其是阻止发生新的瘟疫。对于这一论点，佛罗伦萨的人文主义者科卢乔·萨卢塔蒂（Coluccio Salutati）和莱昂纳多·布鲁尼（Leonardo Bruni）进行了强烈反驳：在他们看来，维斯康蒂家族的暴政完全建立在压迫与恐惧之上。有关这类意识形态的纷争我们将在瘟疫流行的背景下再作讨论。

米兰曾因一位强有力的统治者采取果断行动而免受大瘟疫的肆虐，这样的记忆从未消失过。到了 1630 年的春天，这段记忆加深了人们的切肤之痛：当时，瘟疫因曼图亚继承战争[②]（三十年战争的一个分战场）蔓延到了这个伦巴第大都市，使

---

① 吉安·加莱亚佐（Gian Galeazzo，1351~1402 年），其父死后开始执政，后来独揽大权，开疆扩土，成就非凡。

② 曼图亚继承战争（Mantuanischer Erbkrieg，1628~1631 年）是曼图亚公爵去世后法国与哈布斯堡皇朝为争夺意大利北部的统治权进行的战争。

该城人口急剧减少，根据当地编年史家们的不同说法，人口从 25 万减少到 6.4 万，或从 20 万减少到 5 万——用天文数字夸大受害人数的做法没有任何改变。对于这场流行病，一位出类拔萃的作家进行了描述。米兰贵族亚历山德罗·曼佐尼（Alessandro Manzoni）有意识地采用跟薄伽丘完全不同的修辞风格，在其 1827 年首次出版的小说《新娘与新郎》（*I promessisposi*）中通过对当时的原始资料进行严谨的分析，尽一切可能地寻求事实真相。他通过一个旧衣商人从受感染的士兵那里买来破烂衣服的事实还原了瘟疫传染的途径，一丝不苟地描写贵族和商人因担心自己的生活方式和生意会受到影响而对最初出现的黑死病症状采取不管不顾的态度，并透彻地分析了形形色色的阴谋论如何随着瘟疫的蔓延纷纷出笼，并导致对所谓的"涂抹者"进行暴力攻击——据说这些人在住宅的大门和教堂的椅子上涂抹致命的药膏。教会当局的反应也同样没有理智，他们下令举行赎罪和祈祷游行，结果因为蜂拥的人群进一步加速了大规模的死亡。然而，真正的罪魁祸首却是西班牙总督和他懦弱无能的走卒，他们为了一己私利忽视了防疫宣传，也没有采取有效的应对措施。这些犀利的控诉夹带着一种思念——因为不到 300 年前，一位当地的统治者曾经成功地避免了此时正在发生的这种灾难。正因为如此，无论是那场被阻止的瘟疫还是这场正在肆虐的瘟疫，都成为民族复兴运动的明灯：只有一个在本民族的王朝领导下、在理性和充分的大众教育中统一起来的意大利有能力在未来应对这种混乱和悲剧性的情况。在这种背景下，新冠肺炎疫情在再次受到重创的米兰的蔓延让人联想到正反两方面的经验——成功和失败的疫情治理，也就容易理解了。

第十一章　瘟疫后的一场政变：威尼斯

市政当局的过激行为

根据各方的一致报告，黑死病于 1348 年 3 月传到了威尼斯，就是说比佛罗伦萨略早一点。早在 4 月 3 日，共和国的基础机构——大议会便发布了一项授权，所有在威尼斯医院的瘟疫患者、被感染的无家可归者、无力支付自己丧葬费用的穷人，以及希望陪伴亲人的家属都要被带到这个潟湖城的偏僻小岛上。可是，就连囊中羞涩的那部分威尼斯人也像害怕黑死病一样害怕这些公共机构里的"护理"，所以这一行动无异于一次残酷的清洗。要将那些被感染的下层阶级尽可能多地处理掉，他们周围尚未感染的人也最好一并处理掉。这个"最尊贵"或"最崇高"（Serenissima）的共和国的贵族领导层，显然将传播的源头锁定在了人口密集的穷人区——鉴于那里普遍不佳的卫生条件，这无疑不是没有道理的。此外，他们还想尽一切办法保护自己免受这场被视为"小人物的瘟疫"的困扰。

6 月 5 日公布了下一个重要的关于黑死病的法令。此时——从大多数居民的角度来看直到此时，黑死病患者才被禁止进入城区，违者将受到严厉处罚。可以设想，在当年的头一个季度，威尼斯在意大利东北部大陆属地的许多居民拥向了这一大都市，因为大都市的供应情况无论从哪方面来讲都要更方便些。尽管大规模死亡在这一时期已达到顶峰，但直到 7 月 10 日执政的贵族（nobili）才决定完全封锁这座潟湖城市。可惜为时太晚，已经无法阻止疫情的蔓延。毫无疑问，这一极端却合情合理的保护措施是为了保护统治阶层的商业利益才拖延了这么长时间，他们在整个欧洲都具有传奇色彩的财富来自国际长途贸易。政府官僚和执政的贵族阶级作为一个整体则因为这一疏忽失去了合法性——当米兰的例子表明，情况完全可以不同时，合法性的问题就更加严重了。

在整个瘟疫期间，其实并不缺乏市政当局的种种政令。事实上，政府机构可以说是高速运转的。它所发布的法令、条例以及最重要的禁令远远超过了在正常情况下就已数量庞大的类似文件。不仅在威尼斯如此，在所有遭受瘟疫困扰的欧洲城市都不例外。官方公告的数量急剧增加容易让人得出结论，认为这些立法活动在日常生活中对瘟疫进行了有效控制，因此，每一个以传统方式描述瘟疫的文章都有专门的章节谈到"卫生政策和瘟疫预防"。然而，这是一个严重的误解，却完全符合当时那些官僚的意愿：负责有关事务的机构的繁忙活动是要掩盖这样一个事实，即这些规定的措施，无论是就其有效性还是有效范围来说，基本等于零。

110 　　对此，那些发布法令的人完全心知肚明。颁布这么多疫情法令的真正目的，是向上帝和人类证明，统治者们尽职尽责地行使职权，确保"良好的治安"，其中的含义是：他们为在地球上和平、公正的共同生活挺身而出，为那些遵守有效法规的人铺平通往天堂的道路。他们这样做是为了对内和对外证明自己的地位。要是人世间的反对声音——反对这种上帝所钟情的秩序——加剧，以至于这些用心良苦的法律文字遭到忽视，那当然令人遗憾，却不是他们的错。然而，几乎所有这些在瘟疫时期写在纸上的官方法令从一开始就是一堆废纸，这种轰轰烈烈的行动不过是纯粹的炫耀而已，统治者是想以此巩固其权力。因此，在疫情期间发布的无数法令反映了与通常从中得出的结论相反的事实：一再重复这些法令恰恰表明，这些严格的命令和禁令都是徒劳的。

威尼斯的贵族统治者在1348瘟疫之年作出的第一反应直到今天都是所有政府的共同反应：他们在3月底成立了一个委员会，以处理突发的疫情。被选入这个新机构的地方法官们做了此类委员会成员在任何时候都会做的事情：大量发行印刷品。绝大部分公开张贴的通知或通缉令（bandi，有"强盗"之意）都是为了强化令人讨厌的安葬问题的相关规定，却未能彻底解决这个问题——城区容纳众多死者的空间越来越小，尽管已经分流到了这个潟湖城市的边缘地区。跟编年史家陈词滥调般的抱怨相比，其他人的许多"攻击"无意中描绘了一种更为真实的实际情况："如果有消息说，有人为了接受施舍，在街上或某个地方摆放尸体，当局就立即要将这些尸体拖到运往墓地的驳船上。"[54] 如何惩罚那些不虔诚的乞丐完全由"暗夜之王"（Domini de nocte）——主管当局用这种带有诗意却令人毛骨悚然的头衔称呼自己——自行决定。情急之下主意多——把死人（不管真假）谎报成刚去世的亲属，显然可以赢得慰问款。

人们很难相信，所有有关瘟疫的法令，不管在哪里，都有一个永恒的主题：过度饮酒对公共道德和福祉造成威胁。教育臣民们本着博爱和清心寡欲的精神过一种朴实无华的生活，属于在天主面前炫耀自己履行官方职责的标准行为，尽管这些努力完全徒劳无益。在瘟疫流行期间——此时上帝对人类的罪恶愤怒到了极点——那就更是如此："由于每天在圣马可运河上公开售酒，许多不道德的言论满天飞，还有人被谋杀——这种情况到处可见，必须通过总督的法令对其采取行动。"而且，就像此后不久规定的，"凡在威尼斯的运河上或岸边……卖酒者，必须交出这些货物并处以一个月监禁"。除此之外，凡是在卖酒的驳船上发现非酒类物品，都要烧掉；没收的葡萄酒三分之一归告发者所有，毫无疑问，这种做法很有刺激性。不过，这只是反酗酒运动的开场。这场运动的高潮是下令关闭威尼斯的所有饭店，不仅是为了遏制不体面的公共醉酒场面，而且也是为了遏制瘟疫的传播。然而，这一措施很快又被撤回，而且使用了一个显而易见的理由：公共餐饮业的停业严重减少了共和国的收入，极大地损害了船主和葡萄酒批发商的利益。这让隐藏在动听辞藻背后的威尼斯防疫政策的整体状况暴露无遗。

112 　　大棒加胡萝卜：比禁止销售葡萄酒和关闭酒馆更受欢迎的措施无疑是这道命令，即立即释放所有因债务或未能支付一定数额罚款而被监禁的威尼斯人——"以便上帝在这些困难时期对我们更加仁慈"。为达到这一目的，债权人要免除其债务人的部分债务，另一部分则允许延期偿还。官方机构——如果相信其公告的话——对逃离疫情的公职人员采取了更严厉的措施；他们如果在几天内没有返回，将失去其职位并面临重罚。对所有因担心传染而停止为顾客服务的公务员也进行了类似的制裁。

　　发布政令的最后高峰是出台两项规定，一项是命令销毁有恶臭的猪肉，另一项是对那些死于瘟疫者的葬礼仪式进行严格的规范，理由是公开场合过多地表达悲哀使集体和个人的情绪陷入深深的抑郁。这里需要再次指出，所有这些措施肯定基本上都没有效果，甚至产生了反面效果：统治者那些激动人心、强调关怀行为的做法不经意间反倒清楚地表明，唯一有实际效果的法令，即与受感染地区进行贸易的禁令没有发布，因为它——正如关闭餐馆一样——会损害贵族的经济利益。

死在威尼斯

　　毫无疑问，瘟疫在1348年的春天和夏天重创了这个自豪的"最尊贵"或"最崇高"的共和国。威尼斯公证人洛伦佐·德·莫纳西斯（Lorenzo de Monacis）在其编年史中声称，1348年秋季疫情平息后不久对受害者进行的人数普查显示，人口损失达到70%。这听起来像是官方数字，我们应该谨慎对待。这位生于1351年的编年史家自1388年以来一直担任克里特岛律师

事务所主管的职务，在之后的 40 年里只是偶尔离开该岛，所以　113
不可能为他的这部在 1421 年至 1428 年已届高龄时所写的历史
作品进行更广泛的资料研究。此外，这座潟湖城市无论在政治
上还是在经济上都很难承受这么大的人口损失。有些客观事实
也说明，情况并非如此糟糕：虽然在疫情最严重时出现过下列
情况，即在政治机构做决议时达不到必要的法定多数，也有关
于出现无政府状态的报道，然而公共秩序事实上并没有崩溃。

德·莫纳西斯像当时几乎所有鼠疫编年史家一样指出，已
经没有人能够伸张正义了。而在前途无望的情况下，人们的罪
恶感已在逐步膨胀。同时他也确认（这无疑是正确的），没有
发生重大的抢劫事件，因为潜在的盗贼在进入荒废的宫殿和攫
取物品时担心吸入致命的气体——这种气体被视为造成这座潟
湖城市大规模死亡的原因。威尼斯圣萨尔瓦托尔修道院（San
Salvatore）的另一份编年史的说法正好相反："在疫情期间，
无数强盗掠夺了房屋，将其搬空，以至于几乎整个城区——多
尔索杜罗（Dorsoduro）、圣十字区（Santa Croce）和坎纳雷
吉奥（Cannaregio）都遭到遗弃。"[55] 这显然也是恐惧之下的
一种夸大其词的说法。要是果真如此，这座潟湖城市的一半居
民区就会空无一人。按照一项比较谨慎的估计，实际损失的人
口在 30% 和 40% 之间——对当时的见证人来讲仍旧是一个前
所未有而令人恐惧的数字。

虽说从空间和时间的角度来看与事件发生的距离已相当遥远，
但德·莫纳西斯在许多方面都准确地描述了早已进入集体记忆的
黑死病的恐怖经历："1348 年 5 月，瘟疫的传染严重到这样的地步，
广场、宫殿庭院、坟坑和墓园到处都是死人的遗体……全城都变
成了一个大坟场。由于情况紧急，不得不动用公共资金招募男子　114
汉，他们坐着被称作'platae'的驳船从被居民遗弃的房屋中收
集尸体，然后运到圣马可－博卡拉马（San Marco Boccalama）、

圣莱昂纳多－福萨马拉（San Leonardo Fossamala）和圣埃拉斯莫（San Erasmo）以及其他同样偏僻的岛屿上。在那里，他们把死者成堆地扔进又宽又深的大坑里，这些墓坑都是花费很大力气专门挖好的。许多病人最后是在这些驳船上或这个群葬墓里才咽气的。"[56] 这反映了一个典型的威尼斯的问题，即城市空间的稀缺。不能排除被感染的人在这个过程中被活埋的可能性，但这无法核实。德·莫纳西斯的描述让结论部分的叙事，无论是事实还是虚构，变成了一个恐怖的传奇。

他叙述的其余内容都是有关道德的陈词滥调，在每一个关于瘟疫的叙述中都或多或少地可以找到：所有的人都平等地死去，好人和有理智的人如此，道德败坏和放纵不羁的人如此，神职人员和普通教徒、有权有势者和平民百姓也都如此。还有一个同样普遍流传的结论，即尽管发生了这些恐怖事件，但疫情过后，人们并没有变得更加善良。这样就陷入了一个循环论证的圈子，其起点从关于 1348 年瘟疫的引言开始："上帝呀，往往以伤害来治疗，以破坏来饶恕，以及时的责罚来纠正，这样他就不必永远生气了，他——当通过饥荒、地震和其他神奇的现象并没能让人类头脑清醒时——对那些罪人进行了更严重的伤害，因为他通过瘟疫的恐怖来敲打他们，目的是让他们在对死亡产生恐惧的同时，通过他们所爱之人的死亡，通过临终之人的痛苦叹息及其毁灭，通过将死之人垂死挣扎的惨烈景象，通过葬礼的恐怖和目睹坟场的不忍，通过笼罩在阴影之下的城市面貌，通过哀悼者伤痛欲绝的悲情，引导他们真正地认识我们的造物主。"[57] 为了达到这一目的，天主将致命的空气从宇宙的深处引向大地，但从纯粹的教育角度来看却是徒劳的，因为这样做并没能实现所追求的净化道德和改善人类共同生活的效果。

从文章的片段可以看到，德·莫纳西斯不仅是一位法学家和编年史家，也是一名诗人，而且作为诗人，他像薄伽丘一样雄心勃勃，要在文人共和国（res publica litterarum）里树立起自己的名声。这并不意味着他故意伪造对瘟疫的描述，但他确实在叙述中运用了一些文学风格的手段，比如夸大事实和使矛盾显得更尖锐，最主要的是作出道德结论。作为最后审判的预兆，这场瘟疫本应该引导有罪的人类回到正确的道路上来。疫情虽然未能做到这一点，但这跟他这位报告人无关，因为他已经揭示了瘟疫的超凡意义并因此履行了他的职责。那些官僚和整个共和国也被洗刷得干干净净。因此，在德·莫纳西斯的报告中找不到任何对个人或机构提出的批评。恰恰相反：作为描写疫情的压轴戏，他列举了一些措施，要让城市人口再次繁衍兴旺，并要发挥有益的作用，直到这些措施再次在变幻无常的命运，也就是在下一场瘟疫面前化为乌有。

总督的未遂政变

"这位总督，置祖国的巨大善举于不顾，被赋予他的巨大荣誉冲昏了头脑，不满足于祖国所能授予的最高职务，也不顾世界上所有王公贵族的尊重，在急剧膨胀又阴暗的个人野心驱使下，打算在少数市民的支持下推翻国家的现状，在消灭贵族之后以一种新的暴力专制代替自古以来就存在的国家形式的尊严。"[58] 德·莫纳西斯这样描述威尼斯历史上最轰动甚至是最丑恶的事件的开头。

这场政变原计划于 1355 年 4 月 15 日晚实施。阴谋家们将在夜幕的掩护下聚集在总督府，把他们的追随者分派到威尼斯的所有地区，让他们冲开那些宫殿的大门，杀死他们的贵族主人及其男性后代，然后宣布这场叛乱的主谋——年过七旬的总督马林·法利埃（Marin Falier）为这座潟湖城的统治者。这就是欧洲历史上掩盖得最巧妙的未遂政变之一的计划。不过，计划很快止步了，因为威尼斯共和国的十人委员会和国家安全警察在阴谋开始前几小时就听到了风声，并采取了强有力的反制措施。48 小时后，这位年迈的国家元首被剥夺了所有的尊严，并在其官邸的一座楼梯旁被斩首。在总督府内的总督画廊里，法利埃的画像被一幅全黑的帷幔取代，上面写着他因犯罪而遭到斩首。在这样做的同时，这个潟湖共和国的统治阶层却想方设法，尽一切可能消除人们对这一尴尬事件的记忆。

毋庸置疑，计划在威尼斯通过政变实施的这种政治模式明显地刻有米兰的印记。跟米兰一样，这场政变的主要受益者应该是海员、手工业者和小企业主，尤其是为区域性货物运输提供便利的驳船船主——德·莫纳西斯并不理会所有要求保持沉默的忠告，称这些船主跟总督一样都是政变的主谋。这些圈子里的人显然觉得自己是 1348 年瘟疫灾害的真正输家，倘若人们将目光投向并不很远的西方就会看到，这场灾难原本是可以通过官方机构更有效的干预而被阻止的。

其实，政变分子及其同情者们的指控并非完全没有道理：有证据表明，瘟疫是通过威尼斯的长途贸易传入这座潟湖城市的。虽然整个城市的经济都从这种贸易中获利，但是这种致命的传染病来自东方这一无可辩驳的事实非常适合用来反对决定共和国政治命运的大家族代表。在平头百姓的眼里，现有的制度没有完成其基本职责，即保护人民免遭饥荒和流行病等灾难，所以理所当然地遭到了上帝和人类的抵制与抛弃。因此，从阴谋家的角度来看，推翻旧政权是一种自救的合法行为。这场阴谋虽然主要是，却并非仅仅是针对贵族——一个从事批发贸易的阶层，编年史家德·莫纳西斯只是以顺带的方式暗示了这样一个事实：小商船主和驳船船主的深仇大恨也同样是冲着"人民中的大腹便便者"而来的，也就是说那些并非贵族的企业家，他们也通过专门的特权从这座潟湖城市广泛的商业网络中获得了许多利益。所以，这一阶层要跟执政的贵族一起对瘟疫所造成的巨大灾难承担责任。

马林·法利埃及其盟友在 1355 年春天的未遂政变跟 1347 年圣诞节的"比萨政变"一样，是意大利仅有的有可靠证据的事件，在这起事件中政治秩序因为统治者的瘟疫政策而受到严重威胁。除此之外，并没有再出现过这类激烈的反应，至少原始资料对此没有任何记述。因此，这种政治场景与在后来的鼠疫疫情中的典型行为有着根本的区别，例如在 1630 年的米兰，在"歇斯底里的检举揭发"过程中系统地追捕陌生人和其他受到怀疑的人。在后来的所有鼠疫阴谋论中对欧洲影响最大、流行最广的说法是，黑死病是有影响力的批发商和腐败的政治家们的丑恶阴谋，主要旨在消灭穷人。对灾难的这种解释跟民众的想法与心态基本一致，并彻底推翻了布道台上宣讲的"这是天主的普遍惩罚"的经典解释：那些在尘世间已经遭受了太多痛苦，尤其是由于权贵的傲慢和无能而遭受太多痛苦的穷人不可能自找罪受，而是不得不替那些来自富人和权贵圈子的真正邪恶所造成的后果承担责任。此外，那种认为瘟疫是从外部偷带进来、因而违背天主的所有意图错罚了无辜者的观点有一个从小人物的角度来看无异于彻底松绑的巨大好处：这种观点制造仇恨，从而释放能量；它允许人们采取行动，这就意味着不仅要采取保护措施应对正在流行的瘟疫，而且要采取预防措施防止其进一步扩散，还要防止未来的瘟疫。普通民众对世界的认知完全集中到了这类预防措施上。圣人崇拜、感恩图、朝圣等民间各种顶礼膜拜的形式无不以此为目的。没有什么比被动地看着灾难降临到自己身上更加令人难以忍受的了。在其有效性方面颇有争议的 2020 年的各种口罩也反映了同样的需求。

118

1355 年的威尼斯未遂政变就是一种滞后的类似反应，目的是避免未来的灾难。但在 1348 年并没有出现这种合乎情理的反应，这跟后来的几乎所有疫情形成鲜明的对照。对此最合理的解释是，公共秩序并没有彻底崩溃，就像从事后的角度讲述疫情的原始资料所宣称的那样。此外，人们在首次出现大批死亡现象时把所有的精力都集中到为生存而战上。后来，当瘟疫再度降临时，受影响的人在心理上有了更好的准备，并相应地寻求预防和保护措施。

因此，除了不容忽视的相对短暂的混乱时期，意大利的统治阶级在 1348 年的瘟疫暴发期内总体上掌控住了局面，因而不像瘟疫肆虐的欧洲其他地区那样需要集体泄愤的渠道。但威尼斯的例子表明，这种愤怒在经历了一个调整期后仍然有可能以雷霆万钧之势爆发。

亚历山德罗·曼佐尼让他小说中的主人公，即书名中的"新郎和新娘"伦佐（Renzo）和露西娅（Lucia），在经历了诸如劫持、迫害、饥饿和瘟疫等不同逆境之后，最终幸福地团聚并一起逃往威尼斯，在那里，一个比较人道的当权者接纳了这两个命运多舛的年轻人，并保证他们在经济繁荣和社会团结的环境里过上衣食不愁的生活：那里是威尼斯，当年世界上最美好的地方。这种看法与威尼斯人的自我评价完全一致，却不符合 1630 年的瘟疫现实——这场瘟疫在这座潟湖城市也造成了严重的人口损失。不过，贵族统治者们已从 1348 年和 1355 年的灾难中吸取了教训，并采取了防护措施（对此后文还将提到），而且从老百姓的角度来看，比 1348 年更好地履行了他们的职责。统治者们还未雨绸缪，为后人的记忆作了准备：他们委托巴尔达萨雷·朗赫纳（Baldassare Longhena）从 1631 年起建造雄伟的圣母马利亚教堂，即"（恢复）健康的圣母马利亚"穹顶教堂作为结束疫情的标志。倘若放在 280 年前，尚处于失败的阴影之下时，这样一个胜利的标志是不可想象的。尽管如此，于 1797 年失去了政治独立、在 1866 年之前归属于哈布斯堡帝国的威尼斯，还是成为没落、死亡的城市的象征，在这里，霍乱——这个 19 世纪末的瘟疫，知道如何索取内心深处已经失去抵抗力的受害者的性命，就像托马斯·曼（Thomas Mann）在其中篇小说《威尼斯之死》（*Tod in Venedig*）中所描绘的那样，这部作品被卢奇诺·维斯康蒂二世（Luchino Visconti II）改编成在精神和风格上与原著水平一致的电影，而他正是那位让米兰免遭黑死病侵害的卢奇诺的后裔。

第十二章　烟雾重重与社会隔离：教宗在阿维尼翁

有争议的城市

从 1303 年秋天起，教宗和教廷已不能在罗马保持自己的地位了。这一年 10 月去世的教宗卜尼法斯八世树敌之多，超过了他的任何一位前任，而且是在"全城与整个基督教世界"（urbi et orbi）。在台伯河畔，他以牺牲庞大的男爵家族的利益为代价，让他的家族——卡埃塔尼家族（Caetani）暴敛钱财，导致市政当局奋起反抗。此外，他还曾用严厉甚至是侮辱性的口气逼迫欧洲的诸侯屈服于罗马教廷不受限制的支配权，因而激怒了他们。但以这种方式索要的主权纯粹是一厢情愿，在政治实践中则是另外一回事。法国国王尤其感受到教宗专横跋扈的挑战，他甚至组织了一支绑架别动队，要把教宗劫持到法国去。这次行动以失败告终，但在绑架行动失败后不久，卜尼法斯八世在罗马去世，在追随者眼中他俨然是一名殉道者。然而，这并没有浇灭法国国王对复仇的渴望；他威胁教廷要召开一次大公会议，这势必会危及教廷的地位，还要通过一场审判抗议对这位卡埃塔尼教宗的纪念。面对这种僭越和勒索行为，枢机主教们不是提出抗议，而是表现得十分顺从。1303 年 10 月，他们选举了一个温顺的意大利人，1305 年 6 月又选举了一个谦卑的法国人当教宗；从这时起，法国枢机主教在选举教宗的秘密会议中占据了多数，而且到 1370 年为止，先后有六次都是法国人当选。

教宗和教廷迁往罗讷河畔的过程充分反映了罗马的动荡、枢机主教团中的多数关系以及对法国君主的依赖，几十年以来，教宗们在包括卡彭特拉斯市（Carpentras）在内的沃奈桑伯爵领地（Comtat Venaissin）① 建立了一个自己的统治地

---

① 沃奈桑伯爵领地（Comtat Venaissin），位于法国境内，教宗国的飞地，存在于 1241~1791 年。

区，该地区是讨伐卡特里教派（Kathrer）①的十字军东征的战利品。在这块由法兰西王国和属于安茹王朝（它是法国王室家族的一个强大而独立的分支）的普罗旺斯（Provence）包围的飞地内又有一块飞地——阿维尼翁城（Avignon），从1309年起教宗和教廷在这里定居了近70年。阿维尼翁也属于自1268年以来一直统治着那不勒斯王国的安茹家族。这一系列错综复杂的归属关系导致了这位最高祭司在名义上并不是自己居住的城市的主人，甚至还得为其"使用"支付租金。随着这位最高祭司在这里定居，这个沉睡在罗讷河畔的小镇经历了一次令人目眩的崛起，发展成为一个政治和文化中心。随着城市地位的提升，阿维尼翁的人口从5000人增加到1348年3月瘟疫暴发时的40000人。随着人口的增加，城市的社会结构发生了深刻的变化，而随着教宗的迁入，以枢机主教为首的教廷也搬到了罗讷河畔。所有这些拿着丰厚俸禄的教会的大佬们都在阿维尼翁有一处住宅，他们以规模越来越大也越来越宏伟的教宗宫殿为榜样，将住宅改造成为一座座优雅豪华的住所。商人们也紧随其后定居在这里，他们得满足这个新的精英阶层的奢侈消费，并在此过程中赚取高额利润：这些人是珠宝商、雕塑家、裁缝、皮草商、顶级厨师和甜点大师。

但许多人感到自己在阿维尼翁这个"繁荣都市"是个失败者，首先是"来自阿维尼翁的阿维尼翁人"，即久居此地的上层社会家庭，他们现在突然看到自己被降到了第二或第三等级；其次是中层和下层阶级，他们抱怨食品价格和租金以不可阻挡之势在飞涨；还有周边地区的贵族大家族，许多有钱有势的陌生人凌驾于他们之上。第二条至少是同样深的裂痕贯穿于教会

---

① 卡特里教派（Kathrer），也译作"清洁派"，中世纪的一个基督教派，被认定为异端教派。

统治阶级本身。自 14 世纪初以来，法国的枢机主教们一直在"枢机团"，也因此在大公会议中占据明显多数，从而想尽办法让意大利教会的大佬们关于将教廷迁回其传统地点罗马的所有计划都化为泡影。除了这一点，日益偏颇的、向法国教士倾斜的神职分配造成了深深的不满和长期的紧张局面。意大利的主要知识分子，如"人文主义教宗"弗朗切斯科·彼特拉克也同样愤愤不平。他们把民族解释为一种超然的、以不变和明确无误的特征塑造着个人的共同体。然而，他们对不同民族的描述和评价非常不同。对彼特拉克和他的弟子来说，只有意大利民族才是开化的民族，只有它才能给像法兰西这样的野蛮民族带来文化之光，以及文明行为、哲学、细腻的表达能力之光，从而带来人文之光，即在更高意义上的人性。他们强烈控诉说，作为"回报"，他们现在却不得不亲身体验贪婪和道德低下的法国枢机主教们在同族教宗的庇护下篡夺教会的领导权，可从法律、道德和文化的角度来看，这种权力本来应当属于意大利和意大利人。

只要经济持续繁荣，可以说，所有这些紧张关系在阿维尼翁都没有彻底浮出水面。然而，当 14 世纪 40 年代诸如农作物歉收、供应紧张等危机症状出现时，怨恨和暴力事件急剧增加。当出现大规模死亡后，欧洲的这个最年轻的大都市就变成了一个火药桶。仅仅这样一个事实，即教宗所在的城市竟然遭到瘟疫的侵袭，而且人口剧减，就引出了如何从神学上进行解释的根本性问题。毕竟教宗们认为自己是基督在尘世的代表，因而自认为远远高于其他人，处于天使和上帝之间的某个位置上。这样就有必要解释，他们怎么会像凡人一样不得不死去。这可以用基督的神人二性来解释——他作为上帝之子也变成了人，这在一定程度上倒也说得通。但事实是，阿维尼翁城，一个因基督的代表在此居住而在精神上得到升华的城市，居然也像所有其他城市一样——米兰除外——受到瘟疫的侵袭，这就难以服众了。由于普通百姓既没有将罪责揽到自己头上，也没有将之转嫁到基督头上，所以他们必须寻找给他们带来这场灾难的祸害者。为此，跟往常一样，统治者身旁的佞臣贼子受到了怀疑，但寻找替罪羊的工作并没有就此结束。

教宗的私人医生和他的诊断

关于阿维尼翁和周边地区的事件，最详细的描述出自一位从非常显要的地位观察疫情的证人之手："那种极高的、闻所未闻的死亡率在我们阿维尼翁出现，那是 1348 年，克雷芒六世担任教宗的第六个年头。当时，我这个不称职的人正在为他服务。如果我之后再讲到这一死亡事件的话，但愿读者别不高兴，这是考虑到这种死亡率的特殊性，并为瘟疫再度发生作好心理准备。"[59] 在这里以一种习惯性的谦虚介绍自己的作者是教宗陛下的御医居伊·德·肖利亚克（Guy de Chauliac）。这位当时的明星医生关于这场流行病的全部描述都可见于他的《外科手册》（*Handbuch der Chirurgie*），该手册作为欧洲医学的标准著作被使用了三个世纪之久。在有关章节中，他不仅非常详细地描述了瘟疫的症状，而且还令人惊讶地坦承自己在面对无法治愈的瘟疫时的心理状态："为了逃避耻辱，我不敢退缩，而是诚惶诚恐地尽力保护自己。"然而，他并没有完全做到这一点。

根据肖利亚克的说法，瘟疫从 1348 年 1 月开始肆虐阿维尼翁，一直持续到 9 月。当疫情已经开始消退时，根据他的说法，自己却染上了病，在生与死之间徘徊了七周，最后"按照上帝的旨意"康复了。如果以这份报告为依据，那么这种病就不可能是黑死病，因为没有任何地方有记载说患病和恢复期持续了这么长时间。这位教宗的御医对他的同事们评价很差：大多数医生不敢去看望病人，结果还是死了。按照他的说法，在这种大规模死亡中是不可能获利的。这一说法与整个欧洲的非医学专家关于黑死病的报告形成了鲜明对比，这些报告都一致认为医学界在肆无忌惮地谋取利益。肖利亚克从他自己的经历中应该知道得更为详细。

在他关于瘟疫的报告中，对病因的探讨占据了主要位置。一方面，这是一种对专业医疗的巨大挑战，另一方面，阿维尼翁作为基督代表的居住地的类似于"圣城"的名声也受到了挑战。因此，跟意大利相比，该城在寻找替罪羊方面更加积极，也就不足为奇了。"许多人都在怀疑，导致令人恐惧的死亡率的原因究竟是什么。在某些地方，人们认为是犹太人在毒害这个世界，于是就杀害犹太人。有的地方穷人被杀死或被人回避，其他地方则是贵族被害。于是，没有人再敢漫游世界了。到后来发展到了这种地步，即城镇和村庄都雇用了警卫，任何人不许进入，就连熟人也不可以。而他们如果在某人身上发现粉末和药膏，就强迫他把这两样东西吞下去，因为担心它们是有毒的物质。"60

寻找罪魁祸首的行动在紧锣密鼓地进行着。不单是作为宗教少数派的犹太人，几乎所有的社会群体都曾被认定为潜在的罪魁祸首。与当年其他大多数关于瘟疫的描述相比，肖利亚克行文的冷静语气非常突出。他对攻击所谓瘟疫携带者的行为作了简要的记载，在恐惧与无助的气氛下却未作批评。在这位博学的医生看来，实施暴力的决定性原因在于没有受过教育的民众的无知，他们不愿意像专家那样了解这场流行病的真实原因，这正是这些人在绝望中试图找出罪恶根源的主要原因。

在谈到他认为真正起决定性作用的原因时，肖利亚克用当时辞藻华丽的学术语言作了如下阐述："不管民间有何种说法，事实是，这种死亡有两方面的原因：其一是普遍的、主动的原因；其二是比较特别的、被动的原因。"[61] 对肖利亚克来说，最关键的原因是三颗行星——土星、木星和火星所处的位置。这种位置对空气和其他元素产生压力，从而影响到人的体液。第二个比较特别的、因而也是次要的原因是身体的素质，特别是它的弱点和缺陷："因此，人民中死去的主要是那些从事艰苦体力劳动和生活状况恶劣的人。"[62]

这种行星理论不管怎么说都有个优点，那就是要宇宙的灾祸而不是人类的阴谋为这场流行病承担过错。占星师和医生们一致认为，星球的背后是上帝，没有他的意志，宇宙和地球上什么也发生不了，但这并没有解释什么是终极原因。同样，该如何在实践中应用这一理论，即如何保护自己不受这种星际间产生的杀人空气影响，也没有得到解答。穷人因这种空气比富人死得更多——这是肖利亚克唯一正确的定论，无论在阿维尼翁，还是在其他地方。在教宗宫廷里的600多人中，从行政管理班子到纯粹的"点缀"人物，如音乐家、画家、文学家和"荣誉贵宾"等，共有99人死亡，其中官阶较低的明显多于官阶较高的。毋庸置疑，这位最高祭司周围的死亡率要低于阿维尼翁市的平均水平，虽然这一点很难量化。根据肖利亚克的说法，只有大约四分之一的居民幸存下来。这毫无疑问是不实传言，倘若果真如此，那么14世纪60年代的下一波瘟疫肯定会导致阿维尼翁屋空人绝。另一位名叫查林·德·维纳里奥（Chalin de Vinario）的医生声称，仅在4月，城墙内就有7000幢房屋不得不被封闭，因为其中的居民已经死光了；然而，整个阿维尼翁城只有40000居民，当时根本就不可能有这么多房子。

克雷芒六世与犹太人

黑死病在教宗身边得到了遏制，这或许可以归功于他本人采取的防疫策略。克雷芒六世保护自己的措施其实很简单，而

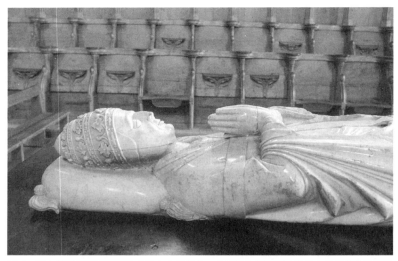

图 4　没有保持沉默而是保护了犹太人的教宗：克雷芒六世的墓棺位于由他重建的拉谢迪厄修道院（La Chaise-Dieu，上卢瓦尔省）里，这位已故最高祭司的造型是一位世俗的虔诚男子。

且在 20 世纪发现抗生素之前是唯一行之有效的方法：他让人在他的居室内烧火，哪怕是炎热的夏天，也不让外面的任何人靠近他。火焰应该是为了抵御致命的空气，但也可能使跳蚤远离了他。考虑到疫情的迅速蔓延，禁止接触的做法是唯一一种思维正常的人会采取的防疫措施。更何况完全可以不用担心老鼠会出现在这位极度重视舒适的居住条件、讲究精致的日常生活的最高祭司身边。

　　克雷芒六世是个彻头彻尾的红尘中人，无论时势好坏。他来自一个显赫的贵族家庭，曾是法国国王的重要顾问，也主要是通过国王的斡旋当选为教宗的。他努力通过宫殿的宏伟、生活的奢华和外表的气魄展示他所处的令人目眩的高位。这种做法表明他对大众心理有着深刻的洞见，并且在操控民心方面颇有一套：人们只相信他们看到的东西，所以，建立在《圣经》中的圣餐仪式用语和其他同样复杂的神学教义之上的教宗威严必须转换为醒目的图像语言，即宏伟的建筑和令人刻骨铭心的湿壁画。正因为如此，阿维尼翁的教宗宫廷就成了备受欧洲君主们钦佩、羡慕和模仿的典范。但是，这位身为基督代表的时髦教宗也有其另一面：他把收入的六分之一用于帮助穷人，超过了他的大多数前任和继任者，这些高额收入均来自对欧洲神职人员的强力征税。因此，阿维尼翁当时是拥有最佳"社会保险"的欧洲城市。此外克雷芒六世也有足够的资金结束与那不勒斯的租赁关系。在处于瘟疫流行高峰期的 1348 年 6 月，他从安茹女王乔万娜（Johanna）手中买下了阿维尼翁，虽然价格上涨了很多，但这对教宗来讲仍然是一项很好的投资，因为他现在成了自己所在城市，一个他努力保护其免受最大灾难侵袭的城市的主人。而这种最大的灾难不仅来自鼠疫细菌，而且也来自人们对鼠疫的恐惧和愤怒。

克雷芒六世通过奢华排场和慈善措施同时体现实力地位与尊严，这一点因为他在瘟疫中幸存下来而得到了证实。但这还不够。人们期待着基督教在人世间的最高权威给出有约束力的解释和指示，如何理解大规模的死亡，又该怎样应对，什么该做，什么不该做。这位坐在教宗宝座上的贵族通过发布 1348 年 9 月 26 日的圣谕《尽管背信弃义》（Quamvis perfidiam）[63]尽到了他的职责。圣谕的开头语"尽管背信弃义"就像接下来的句子一样，听起来很不吉利，因为教宗遵循古老的反犹太传统，强调他理所当然地厌恶（merito detestemur）犹太人的"不忠"和"无信仰"，他们因抵制基督的启示而关闭了救赎之路。但克雷芒六世在他的圣谕中又指出，必须考虑到救世主基督认为犹太人的民族继承了他的人性。现在，由于犹太人恳求教宗陛下和"基督教虔诚的宽宏大量"来保护他们，克雷芒六世决定依照众多前辈（按名字一一列出）的先例，"必须给他们提供这把保护伞"。

接下来他谈到了具体的保护内容："比如我们决定，没有地主或地区主管官员的法庭裁决，任何基督徒不得伤害或杀害犹太人，或从他们那里拿钱，或强迫他们提供任何不是在过去通常提供的服务。无论是谁，但凡敢于违反本规定者，将面临失去他的荣誉和担任的职务，或被逐出教会的危险，除非他能真凭实据地证明他的诉求，就像条例中更仔细的说明一样。然而，不久前我们听说这样的消息或（更准确地说）'耻辱'（无法翻译的双关语'fama publica, sed infamia verius'），一些基督徒将这场天主用来惩罚基督教世界（主被其罪孽所激怒）的瘟疫错误地归咎于受魔鬼诱惑的犹太人，说他们在下毒，并出于自己厚颜无耻的冲动丧尽天良地杀害了这些犹太人中的一部分，而且不分年龄和性别。尽管上述犹太人愿意接受主管法官对这一诽谤事件的裁决，基督徒们的愤怒非但没有减弱，反而怒上加怒，似乎这种错误行为在没有人反对的情况下就是正确的。"

然而，这一错误行为完全可以通过人的理智和逻辑手段来予以驳斥："即便我们希望看到犹太人受到相应的惩罚，如果他们有罪，或者也许只是这种罪行的帮凶——对于这种罪行当然怎么惩罚都不为过——但犹太人没有任何原因和理由要制造这样伤天害理的灾难。瘟疫按照上帝的隐秘审判到处在肆虐，在各种不同的气候区域，在犹太人那里，也在许许多多从未与犹太人生活在一起的其他民族那里。"因此，教宗向所有与此相关的官员发出诫命，要在教会中宣布，任何以上述方式反对犹太人的人都有可能被逐出教会。

根据康斯坦茨（Konstanz）的教士海因里希·冯·迪森霍芬（Heinrich von Dießenhofen）的报告，从法国南部到索洛图恩（Solothurn）①，犹太人都遭到杀害，只有阿维尼翁例

---

① 索洛图恩（Solothurn），瑞士西北部的一座古城。

外，因为教宗在当地反对迫害犹太人——这让这位神父很不高兴，他坚信"拒绝信仰的人"是有罪的。这种信念可能得到了绝大多数民众和下层神职人员的认同。跟两个世纪后全面爆发的猎巫行动差不多，精英阶层和普通百姓在犹太人有罪或无罪的问题上心态往往有很大的不同：对于受过法律和古典文化教育的阶层来说，这主要是无知民众的臆想和迷信，而在普通百姓眼里却是铁证如山，有所谓的神迹和忏悔作证，但实际上却是捏造或强迫的。当然不能排除意见一致的看法。即使是上层阶级的成员也可以接受并采纳民间流行的世界观。每当出现这种"短路"时，迫害就会成倍地加剧。然而，在更多情况下应当是王公贵族和城市上层阶级出于实际的经济或政治利益，煽动或至少是允许了对犹太社区施以暴行。

教宗与彼特拉克，鞭笞者与庸医

　　在瘟疫的罪责问题上，克雷芒六世的看法也并非始终如一。刚刚还谈到是对整个基督教世界的罪孽应有的惩罚，几行之后又说是出于上帝不可捉摸的劝告（occulto Dei judicio）。承认不知道瘟疫的最终原因显得既明智又高高在上，但对绝大多数人的日常生活却毫无帮助。同时，这也是一次洗白，教宗急需为自己的行为进行辩护，因为官方教会及其领袖人物几十年来一直受到各方面的严厉批评。倘若再将瘟疫的责任归咎于后者，那就太危险了。

　　激进的托钵修会圈子炮轰的程度尤为激烈。在所谓的方济各会神职人员眼里，基督（他的王国不属于这个世界）在尘世中的代表肆无忌惮地争取世俗的权力和财富，从而违背了他作为神父的职责。作为滥用权力的后果，他们宣布在不久的将来会有来自上帝的严厉惩罚；惩罚过后，教会的面貌将焕然一新，千禧年将要来临，那将是与基督和他的信徒一起在人世间

131 度过的最后一个时代。瘟疫所导致的死亡似乎正好符合这个时间表和走向世界末日的顺序。眼下的恐怖是最后审判的前奏，因此现在是必须悔改的时候了。这一信念犹如野火一样蔓延开来，并催生了鞭笞者的群众运动，他们在公共游行中用鞭子把自己抽打得头破血流，以便在最后一刻获得主的怜悯。鞭笞者通过这种方法明确表示，他们不相信通过主流教会和教宗进行的调解，要把真正意义上的救赎掌握在自己手中。克雷芒六世不仅禁止对犹太人的迫害，还禁止了鞭笞者们的游行，这非常符合逻辑。对他来说，这两种做法都是邪恶的迷信，同时也是对他的权威的否定。

伟大的人文主义者弗朗切斯科·彼特拉克在阿维尼翁及其附近度过了他生命中的重要时期，他对瘟疫也是采取静观、怀疑，即精英主义的态度，但主旨完全不同。在回顾他所经历的恐怖时，彼特拉克别具一格地引用了维吉尔（Vergil）的一段语录，转而提出一连串精彩绝伦的反问："后人何时才会相信，曾经有过那么一个时代，当时天空没有火焰，人世也没有火灾，既没有战争，也没有其他看得见的灾难，可是，不只是在地球上的某一部分，而是在整个世界几乎一个居民都没有剩下？哦，我们曾孙辈的幸福人民啊，他们没见过这种苦难，也许会把我们的见证当作寓言故事来看待！"[64]在彼特拉克看来，大规模死亡的原因也没有解释清楚："询问历史学家，他们沉默不语；向医生们咨询，他们神情凝重；向哲学家打探，他们蹙着眉头，皱着额头，把小指头按在嘴唇上，命令保持安静。"除了因其"诊断"受到彼特拉克冷嘲热讽的占星师之外，那些医生也一定感到名誉扫地。如果冷静地加以思考，他们所谓的治疗艺术直到18世纪还主要都是建立在古代虚假知识之上的江湖郎中之术。更难能可贵的是，彼特拉克提出了他个人的，从古希腊、古罗马时期的原始资料宝库中提取的关于如何应对

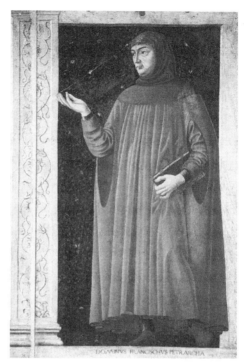

图5　跟年轻活泼的乔万尼·薄伽丘不同（参见图3），安德烈亚·德尔·卡斯塔尼奥（Andrea del Castagno）把头顶桂冠的诗人弗朗切斯科·彼特拉克塑造成一个将要步入老年的绅士。这两幅幻想肖像画将两位文学家的性格表现得相当贴切。

这类灾难的见解：镇静自若。通过这一策略，他以意味深长、令人叫绝的方式将黑死病融入对自己生活的描写。当然，这并不是这位文学领军人物的唯一策略。

克雷芒六世在瘟疫肆虐过后又活了四年，从而拯救了圣座的光环。之后，情况依然如此：直到差不多400年以后瘟疫停止流行为止，没有一个最高祭司沦为瘟疫的受害者。克雷芒的第三位继任者格列高利十一世（Gregor XI）① 于1377年将教

① 格列高利十一世（Gregor XI，1329~1378年），又译额我略十一世，最后一位法兰西籍教宗，将教廷从阿维尼翁迁回罗马。

廷搬回罗马，康斯坦茨大公会议结束了三位教宗——其中一位居住在阿维尼翁——并存的分裂状态，从此罗讷河畔的阿维尼翁陷入了一种睡美人的沉睡状态，直到 20 世纪的大众旅游再次将它从睡梦中唤醒。

133

第十三章 一座城市团结起来：巴黎的瘟疫

和解、安慰和富足的遗产

1348 年 9 月，疫情蔓延到法兰西王国最大和最重要的城市巴黎，比阿维尼翁明显晚了很长时间。瘟疫肆意蹂躏这座城市达几个月之久，而在此之前，这里就已经发生了许多场大规模的军事和政治危机以及各种灾难。虔诚的同时代人认为，这是上帝对"美男子"腓力四世（Philipp IV）[1]的惩罚：他在 45 年前卑鄙地对基督在人世间的代表卜尼法斯八世大打出手，并把他囚禁在阿纳尼（Anagni）[2]。他们认为，这位邪恶的君主及其后代显然被剥夺了卡佩王朝（Kapetinger），特别是其前任"圣人"路易九世（Ludwig IX）[3]长期以来一直享受的圣佑。圣主的愤怒不仅收回了对这位亵渎神灵的统治者和他的儿子们的祝福，而且收回了他们生命的时间：腓力不过比那位受他侮辱的教宗多活了 11 年，于 1314 年离开了人世，时年仅 46 岁。对一个"最笃信基督的国王"（roi très chrétien）来讲，显然死得太早了。此后，死亡降临得更快：腓力的三个儿子，路易十世（Ludwig X）、腓力五世（Philipp V）和查理四世（Karl IV）加在一起也不过统治了十三年两个月又两天。他们当中没有一人活过 30 岁。对于虔诚的欧洲来说，这个家庭实在是不足挂齿。

王朝的主要分支断绝子嗣以后，属于旁系的瓦卢瓦家族（Valois）的腓力六世（Philipp VI）登上国王的宝座进行统

---

① 腓力四世（Philipp IV，1268~1314 年），法国卡佩王朝后期的国王，1285~1314 年在位，穷兵黩武，强迫教宗把教廷迁往阿维尼翁。

② 阿纳尼（Anagni）是意大利中部的一座古城。

③ 路易九世（Ludwig IX，1214~1270 年），法国国王，在位 43 年，被基督教会封为圣人。

治，但这次继承大统远不是没有争议的。英国国王爱德华三世
（Eduard III）要求继承王位，从而导致了后来被称为"百年
战争"的大战，而且战事的发展对法国来说从一开始就有诸多
不顺。在 1346 年 8 月的克雷西（Crécy）战役中，三倍于对
手的法国军队被英国人打得一败涂地，这也广泛被认为是上帝
的判决。此外，法国有好几个省份跟阿维尼翁一样，在 1347
年都歉收，导致巴黎周边地区和巴黎城本身的食品价格上涨。
这个法国大都市当时到底有多少人，研究的数据大相径庭，从
80000 人到 300000 人不等，但中间数值的可能性最大。因此，
巴黎是少数几个在意大利以外的欧洲大都市之一，而且和这些
城市一样，在正常年份就有严重的供应问题，而且这些问题在
瘟疫暴发前就已经非常严重了。

除战争和饥饿外，出现更多灾难的迹象已经非常明显，正
如一部编年史所写的那样——其作者在很长一段时间内（这
可能是不公正的）被认为是加尔都西会 ① 先贤让·德·维内特
（Jean de Venette，约 1307~ 约 1370 年），但现在一般都把
这本书归到巴黎同一教派的一位匿名僧侣的名下——"在 1348
年的 8 月，人们在巴黎朝西的上空看到一颗星，它非常之大，
并在太阳开始落山的黄昏时刻闪耀着非常明亮的光芒。它离我
们这一半球上方不是很远，与其他星星不同，它甚至离我们非
常近。太阳在消失，黑夜一步步地来临，这颗星却纹丝不动。
当夜幕降临后，我和我的兄弟们一起看到这颗大星体分化成几
道光束，投射到巴黎和朝东的方向，然后完全消失。许多人都
跟我们一样感到惊奇。这到底是一颗彗星还是其他一些由空气
中的气体组成的幻影，然后散作蒸气——我且把这个问题留给

---

① 加尔都西会（Karträuser）系天主教隐修院修会之一，又称苦修会，因创始于法国
加尔都西山中而得名。

天文学家来决定。但这很有可能是瘟疫的一个前兆，预示着它将很快蔓延到巴黎和其他地方。"[65] 这篇序言证明，这位"让·德·维内特"是一个异常冷静甚至是超然的观察者，他认为很多事情都是可以想象却很少能够证明的。正因为如此，他比那些寻找罪魁祸首的狂热信众更接近他的教宗的态度。

对巴黎这些事件的描述遵循了这种冷静、略带怀疑的语气：1348 年和 1349 年，死于非命的人超过了人类历史上的任何时候。凡是探望病人的人几乎都会染上这种疾病，许多神父逃亡，少数勇敢的人留了下来，某些地区只有十分之一的居民幸免于难。巴黎最大的医院博讷主公医院（Hôtel-Dieu）的修女们英勇地履行她们的护理职责，其中许多人为她们的勇气付出了代价。

那些从意大利传来的恐怖画面——公共秩序崩溃，家庭凝聚力瓦解——在这份出自巴黎的报告里几乎只字未提，作者也没有给出夸张的受害者数字。相反，该报告充满了在大难之中给人以安慰的描述："在这场流行病中，我主上帝对濒临死亡的人给予了如此多的怜悯，以至于几乎每一个人都在最后一刻带着欢笑接受了突然的死亡。没有人在告别这个世界时没有进行过忏悔或接受过最后的死亡圣礼。而且更重要的是，我们神圣的父亲克雷芒已经通过他手下的告解神父们为许多城市和城堡中濒临死亡的人完全赦免了对所有罪过的惩罚。他们心境安然地死去，给教会和僧侣们留下了大量遗产和世俗物品，毕竟他们在死前已经看到他们的继承人、亲人和孩子永远地离去了。"就这样，巴黎的这位加尔都西会僧侣所发出的声音有别于几乎所有其他关于瘟疫的描述。绝大多数作者都强调死者之多，已无从一一辨明身份，从而强调连续不断、失去所有尊严的死亡的恐怖。然而，这场瘟疫却在巴黎奇迹般地造成了相反的效果。它带来了一种使人、教宗和上帝彼此和解的死亡。几乎没有任何其他报告能如此清楚地显示，对瘟疫的描述取决于认知，认知取决于立场，立场取决于利益和已经形成的看法。

瘟疫中保持秩序稳定的呼声逐渐消逝

至于说这位加尔都西会编年史家的立场如何，他在叙述黑死病的后果时阐述得非常清楚。文章开篇，让人看到了一线希望，因为大批死亡过去以后，对生活的渴望呈现爆发的状态，生育达到了高峰。妇女生育的孩子比以往任何时候都要多，世界仿佛处处都焕然一新。但是，这种第一印象是虚假的："难道人们不应该认为，出现了这种害死了无数人的死亡事件之后，本来应当涌现许许多多改善世界和时代的人？从某种意义上来讲，难道不应该是一个新时代的来临？可惜的是，世界非但没有变得更好，反而变得更糟糕了。"原因是，现在盛行的享乐主义造成了新的分配之争，让人们更加贪婪，围绕遗嘱不停地打官司，非但没有出现和平，反而引发了更多的战争。"相反，法国国王和教会的敌人从陆上和海上发起战争，其糟糕程度和以往相比有过之而无不及，造成的祸害也越发严重。"上帝派遣瘟疫来，旨在加强他所要的秩序，即以教宗和法国国王为代表的教会和世俗的秩序。然而，这种在瘟疫中保持秩序稳定的呼声不仅逐渐消逝，甚至还加强了反对派势力。

这也使人民自发的自救运动受到诋毁。"人们要犹太人为恶臭的空气和水，以及许多人的突然死亡承担罪责。他们被指控在水井和水道里投毒，并污染了空气。正因为如此，世界的残酷本性犹如决堤的洪水般泛滥，以至于生活在德国和其他地方的犹太人被基督徒屠杀，成千上万的人被烧死。面对这样的遭遇，犹太人的无所畏惧却又毫无意义的勇敢值得钦佩，他们的女人也同样如此。当人们要烧死他们时，这些犹太母亲把她们的孩子扔进火堆里，以阻止他们接受洗礼，然后自己再跳进去，以便跟她们的丈夫和孩子一起被烧死。"这位编年史家对这些大屠杀背后针对犹太人的指控持怀疑态度，甚至不屑一顾：即使人们认定现实中有个别投毒的事件（也有基督徒干的），它们也不可能造成导致整个村庄荒芜的大规模死亡。对这位编年史家来说，最终的原因只能是天主的不明旨意，它使人们的体液紊乱。有权有势者却普遍免于这样的惩罚。

巴黎大学的诊断与治疗手段

然而，这不过是一个僧侣的见解而已。为了在他的臣民和上帝面前证明自己，国王需要权威的专家意见。为此，他委托巴黎大学医学部提供一份全面的专家鉴定书。这份鉴定书在1348年10月就有了拉丁文版，几个月后以法文版的形式呈献给国王，该版本采用了最高贵的漂亮字体，还配有精美华丽的插图："论文起笔，此乃医学和天文学大师关于物理学称为流行病的瘟疫之论述。承蒙极尊贵、极强大的法国国王陛下之嘱托，本文在当时遍及整个王国而令人震惊的大规模瘟疫之影响下，写于1348年。"[66] 正如一开始所强调的，虽然在其影响和应对措施方面仍然有很多未知和不确定的因素，但医学部负责人感到完全有能力对这场流行病的原因作出根本性的和无可争议的判断，旨在"努力服务于公众之利益"。[67] 这里是指在没有有效药物的情况下，就如何更好地度过疫情，最重要的是如何维护好公共秩序提出建议——科学要为政治服务。

然后从第119行开始是"关于一般流行病的原因"。它几乎逐字逐句地引用了居伊·德·肖利亚克的看法："因此我们认为，这场瘟疫排在首位且可能性最大的原因是天体曾经和现在所形成的某种位置。"[68] 三颗高等行星处在水瓶座，因而污染了地球上的空气，稍后我们还将详细解释这一点。次要的和特殊的原因在于这种污浊空气通过其散发的蒸气对其他元素、食物和天气状况造成的损害。这些物质与状况毒害了人的心脏并影响到四肢。作为保护措施，论文建议人们采取健康的饮食、与感染者保持距离；医生的治疗手段包括放血和戳破疫瘤。估计提出质疑的不只是彼特拉克一个人：花八年时间学医却得出这样的结论，值得吗？

然而国王可以满意了。他的王国之所以受到侵犯，关键原因是行星；至于这意味着什么，医生和天文学家们都小心翼翼地不去触碰。既不说是上帝的意志，也不谈是上帝的惩罚。如何应对瘟疫转而成为个人的责任。这也反映在具体的措施中：巴黎的女士和男士们不要再把垃圾扔在马路上，要自己花钱用石块铺路。但要做到这一点，还需要等待几个世纪的时间。然而，国王已把自己的责任推卸得一干二净。

消灭维尔茨堡的犹太人

对巴黎的加尔默罗会^① 来说，世人针对犹太人的"残酷本性"在德国表现得尤其露骨。在瘟疫发生前和发生期间，法国也曾发生打砸抢的暴行，但不可否认的是，这类暴行主要发生在神圣罗马帝国的一些城市。这些施暴的过激行为构成了德语国家在疫情期间最突出、同时也最有共性的特征，所以值得放在一起探讨。疫情早在 1348 年夏天就从南部经阿尔卑斯山、从西部经罗讷河蔓延到这些地区，但一般要到第二年才达到高峰，而有些地方根本就未受到影响。总体来讲，大多数编年史对疾病、其症状以及对公共秩序造成的后果所进行的描写都排在对犹太人进行迫害的描述之后。

那篇出自维尔茨堡圣典学者米夏埃尔·德·利昂（Michael de Leone）之手的文章堪称这类报告的经典之作："在我主的 1348 年有消息说，无信仰的犹太人在法国和德国部分地区用不同的方法污染了人和马都习惯于饮用的各种水源，用昂贵的毒药杀人，并以其他方式伤害基督徒，这种伤害达到了如此严重的地步，以至于当地的贵族和平民都大批聚集到一起并武装起来，然后围剿犹太人，因为许多犹太人不是杀人就是盗窃财产。"⁶⁹这位编年史家继续写道，这些对犹太人的攻击是"天主为惩罚他们的恶行进行的审判"，即人们在执行上帝的判决。随后，他以类似的方式对在维尔茨堡当地发生的事件也进行了叙述和评论："当维尔茨堡的居民不堪继续忍受犹太人在这里或那里犯下的投毒罪行时，维尔茨堡的犹太人——在他们因

140

---

① 加尔默罗会（Karmeliter）由意大利人贝托尔德（Bertold）于 12 世纪中叶在巴勒斯坦的加尔默罗山创建，会规要求守斋、苦行、与世隔绝。

此而被一家世俗法院判处死刑以后——亲手放火焚烧自家的房屋，并与他们的财产、房屋同归于尽。"报告最后满意地确认，犹太人"几乎在整个德国被消灭干净了"。

这位大教堂神父充满着仇恨和谴责的报告对当时的德国编年史家来讲很具有代表性，就连 1349 年在维尔茨堡发生的可怕事件的背景也不是什么非同寻常的事情：在大屠杀发生时，人们对瘟疫普遍感到恐惧，但是瘟疫还没有在这个城市出现，而且在不久的将来也不会传播到那里去。只是在犹太人于其他地方犯下所谓罪行的消息抵达维尔茨堡后，人们也在当地"发现"了犹太人的害人行径，所以对他们采取了血腥的行动，据说还是经过了一次法庭审理以后——这很可能是这位编年史家编造的。

报告的以下几个章节谈到两件事：一是 1349 年 4 月 19 日整个弗兰肯地区（Franken）的葡萄树被冻死，二是 5 月 2 日鞭笞者们来到了该市。至少他们的到来应该是在犹太社区被消灭以后。这跟具体的经济利益密切相关，是明摆着的事。维尔茨堡主教在采取暴力行动前就曾经表示对犹太人的资产感兴趣。跟以往的大屠杀一样，希望偿还欠犹太银行家的债务也应该起到了一定的作用。发横财的愿望不久就实现了：1349 年 9 月底，皇帝查理四世（Karl IV）①将被烧死者的所有财产转给这座城市和主教教堂。在前犹太社区的土地上，新的市场广场和一个圣马利亚礼拜堂拔地而起。

141　　这一新的目的与德·利昂的以下评论完全吻合：犹太人被消灭的原因是，人们按照天主的命令惩罚他们的邪恶行为。显然，这些迫害者自诩为上帝旨意的执行者，希望能以这种方式

---

① 查理四世（Karl IV，1316~1378 年），1355 年加冕为神圣罗马帝国皇帝，其统治时期为捷克文明的"黄金时代"。

阻止瘟疫从四面八方侵袭而来。这种事件造成的社会张力只是粗略地可以看到。据称，该市市政委员会的管理机构最初似乎并不愿意采取暴力行动。如果从这位编年史家在引言中的论断出发，即贵族和非贵族（nobles ac ignobiles）为了报复犹太人在各地都联合起来，那么我们通过与其他城市的类比可以认为，维尔茨堡乡下的富裕贵族（他们往往欠下犹太人的债务）和城市中产阶级（其成员大都把犹太居民视为不受欢迎的商业竞争者）是大屠杀背后的推手。

贵族与暴民联手迫害

在今天的巴塞尔—斯特拉斯堡—弗赖堡"三国交界地带"，下列问题比在维尔茨堡表现得更为突出：黑死病在经济和政治方面有可能造成什么样的后果？它引发了哪些社会运动以及针对犹太人的暴力行为？在斯特拉斯堡，大教堂神父马蒂亚斯·冯·纽恩堡（Matthias von Neuenburg）是关于帝国在 1348 年和 1349 年发生的各种事件的最重要报告人之一。与其他许多作品一样，他的描述从 1348 年 1 月 25 日的强烈地震开始，这场地震的结果是"人们担心世界末日的来临"。与在维尔茨堡任职的那位教会兄弟一样，纽恩堡对黑死病的真正叙述[70]十分简短：大规模的死亡始于"地中海以南的国家"，其严重程度超过了大洪水以来的任何时候。一些地区人口灭绝，"无数三桅船——其船员已经死亡——满载着货物，因无人驾驶而在海上来回漂流"。大规模的死亡造成了所有家庭凝聚力的瓦解和司法审判的崩溃，学者们找不到任何原因，只能说是上帝的惩罚。除人云亦云的部分外，文章很明显地将其描述的重点放在教宗身上：在他的官邸里死的人特别多，他本人"一直在宫殿里烧着大火，不允许任何人靠近他"。虽然后面这句描述与阿维尼翁报告里的完全一致，但在这里包含着一种不同的、

142

非常特殊的意义。

原因在于，这短短几行过后，马蒂亚斯的叙述转向其真正的主题，即对犹太人进行的普遍迫害，尤其是斯特拉斯堡及其周边地区的迫害情况："犹太人被指控造成了这场瘟疫，或至少加剧了疫情的发展，其方法是在泉水和水井里投毒。因此，从地中海沿岸到德国，犹太人都被烧死，只有阿维尼翁除外，他们在那里受到教宗克雷芒六世的庇护。"[71] 教宗这样做是他自以为比整个基督教世界都更了解情况，可他想错了。因为根据这位编年史家的说法，凡是进行仔细调查的地方，犹太人的劣迹就会毫无疑问地得到证实。例如，在施佩尔（Speyer）和沃尔姆斯（Worms），他们"聚集在一所房屋内自焚。人们后来发现，几乎所有卑劣的行径他们都曾干过；在西班牙，犹太人一致同意投毒，谋杀小男孩，伪造文件和硬币，实施抢劫和其他所有亵渎天主威严的犯罪行为"。[72] 就是说所有这些行为的动机都是亵渎神明。然而，教宗对这一切却不明察，尽管他作为基督在人世间的代理有义务这样做。因此，他像其他出于自私且多半出于经济原因庇护犹太人的有权势者一样渎职，直到人民的有力行动擦亮他们的双眼为止。这位斯特拉斯堡大教堂的神父坚信，犹太人的庇护者中有一部分是王公贵族，另一部分则是自由城市的上层社会成员。因此，反瘟疫的斗争成为反犹太人的斗争，也因此变成一场人民反对"那些高高在上者"的斗争，后者通常是指市长和市政委员会。

143　　　这种阵营的划分是整个叙述的主旋律。当附近的和遥远的地方都有证据表明犹太人犯下投毒罪行，且他们因而被杀害时，巴塞尔的"人民"——这里应当是指中产阶级、工匠和店主——要求对所有犹太人实施强烈的报复行动，但这一要求遭到市政当局的拒绝。之前市政当局就已经放逐了一些有影响的市民，因为他们对犹太人作出了不公正的行为。"瞧那儿，人民举着他们的旗帜在市政厅前游行。市政委员们大吃一惊，市长问群众想干什么。"[73] 他们的要求是：立即召回被驱逐者，并将所有犹太人驱逐出城。面对这种聚众闹事，当局屈服了："市政委员们和人民一起发誓，在接下来的两个世纪里不允许犹太人居住在这个城市。"[74] 那些有影响力的家族在跟斯特拉斯堡和弗赖堡的领导阶层联合起来以后，试图在暗中推翻这一决议，却因为人民的愤怒反对而未能如愿——巴塞尔的犹太人被投入监狱。"但人们的呐喊声并没有停止。因此，在 1349 年圣依拉略日（Hilarius）① 之后的星期五（圣依拉略纪念日在 1 月 13 日），巴塞尔的所有犹太人被关进莱茵河的一个小岛上专门为此目的而建造的一所房子里，在没有法庭审判的情况下被烧死。"[75] 一周后，弗赖堡的犹太人也遭遇了相同的命运。

马蒂亚斯·冯·纽恩堡的报告对斯特拉斯堡的描述尤为详细。为了协调处置犹太人的问题，斯特拉斯堡主教、该地区的贵族和阿尔萨斯（Elsass）各城镇的特使们开会协商。斯特拉斯堡的代表们投票反对采取暴力行动，这招致了上层人士和普罗大众（他们到处都在煽动反对犹太人）的讨厌。所以，温和派的声音没能占据上风："在一些地方，犹太人只是遭到驱逐，但人民却在后面追赶他们，烧死了一些人，打死了一些人，或者把他们淹死在沼泽里。"[76] 贵族和暴民组成的迫害联盟试图通过警告让斯特拉斯堡市政委员会改变主意，称若放任犹太人问题不管，主教和男爵们很快将会夺取对这一自由皇城的统治权，但这种说法也没有起作用。恰恰相反，为了在表面上满足人民的诉求，市政委员会匆匆处死了几个犹太人，"以便他们不能揭发其他仍然活着的罪犯"。[77] 至少这批乌合之众是这样

---

① 依拉略（Hilarius，315~367 年），天主教主教和教会圣师，是西方首篇关于三位一体的论文作者。

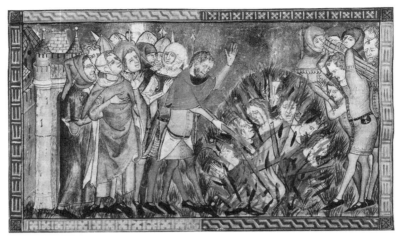

图6 瘟疫释放了人类最残酷的一面：1349年，无辜的犹太人在图尔奈（Tounai）被当作替罪羊烧死，而上层阶级的代表则满意地看着。

猜测的，他们也因此对城市的统治阶层越发不信任了。

就这样，城墙内的权力斗争公开爆发："第二天（2月8日），一些屠夫来到上面提到的彼得先生［彼得·施瓦伯（Peter Schwarber），作为陪审团代表是该城最重要的政治家之一］家里，要求把犹太人的钱发给手工业者。当施瓦伯对此感到愤慨并想在自家房子里保护几个犹太人时，除一人外其他所有人都一边抢劫一边离开这座房子，跑到马路上呼喊着要武器。"[78] 造反行动由此开始。旧的统治阶层被迫辞职并很快被起诉；新的市政府被行会和之前被排斥于权力之外的贵族所控制。这就注定了犹太人的命运："于是在接下来的那个星期六，犹太人……被带到作为他们下葬地点的一间为烧死他们而建造的小房子里，在去那儿的路上，暴徒们抢劫了他们的衣服，并在其中发现了很多钱。只有少数几个宁愿接受洗礼的人以及几个面容姣好的女子（这个结果非其所愿）和不少孩子获救，这些孩子被强行从她们身边带走并接受洗礼。其他人全部被烧死，许多想逃离大火的人被推入火中。"[79]

这时，瘟疫还没有到达斯特拉斯堡。跟维尔茨堡一样，这里的大屠杀也是在恐惧上帝的惩罚之下进行的，据说这种惩罚可以通过谋杀犹太人这样的所谓讨好上帝的行动来避免。

托钵僧和鞭笞者

在斯特拉斯堡暴发鼠疫之前，一场精彩的演出首先开场："随着疾病逐渐蔓延到整个德国，人们开始鞭打自己并在各地流动。在上面提到的 1349 年，大约在 6 月中旬，他们中大约有 700 人从施瓦本地区（Schwaben）来到斯特拉斯堡，其中有一个首领和两个协领，所有人都服从他们的命令。当他们在早上越过莱茵河时，在大批人的加入下形成了一个巨大的圆圈，他们在圆圈的中心脱光衣服……然后一个接一个地像被钉过十字架似的扑倒在地，他们中的每一个人在经过时都用自己的鞭子抽打匍匐在地的人。"[80]

另一个程序也是等级森严，并严格按照仪式进行。自我鞭笞的阶段与为生者和在炼狱的死者祈祷和代祷的过程交替进行。最后宣读了一封书信，其中一位天使解释了整个仪式的深层含义：基督向他透露，人类的罪孽已经变得如此严重，以至于每个人都必须用 34 天去朝圣并鞭打自己，以求得宽恕。

这位斯特拉斯堡主教座堂教士的详细叙述清楚地表明，鞭笞者作为反教会派别自己组织了一种另类的仪式。大规模自我鞭打的目的也是在最后时刻避免或减轻瘟疫的伤害。这样的反应符合上帝惩罚的逻辑：天主考验有罪的人类，给他最后一次改正和悔改的机会。以阿维尼翁为首的教会没有能够实现这种和解，也就是说失败得很惨。在来势凶猛、不可阻挡的大规模死亡的现实面前，这种具有仪式感的自我惩罚与随后的代祷不过是绝望中的最后一个希望——希望能够幸免于难。

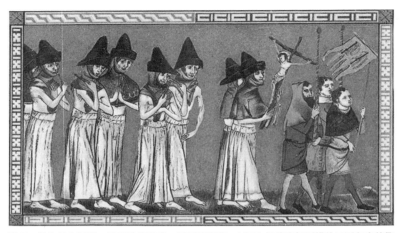

图7 首先是大屠杀，然后是鞭笞者，最后是瘟疫。1349年的这幅图描绘了图尔奈的鞭笞者们，就像大部分同时代人所见到的那样：一个井然有序、体面的忏悔者的队伍，他们想在最后一刻阻止天主用来惩罚的瘟疫。

斯特拉斯堡的民众以极大的热情对鞭笞者致以欢呼："人们对他们如此崇拜，以至于每个人都很快受到邀请，已经找不到任何一个还可以被邀请的人了……上千名斯特拉斯堡居民非常谦卑地加入了这个兄弟会并承诺，在上述时间（34天）内服从施瓦本先驱的命令。"[81] 同时他们还承诺，严格遵守纪律：禁止乞讨，必须有最低限度的经济收入，必须事先进行忏悔，必须原谅所有的敌人——最后，但并非最不重要的是，必须获得妻子的许可。威胁到生命的过度自我残害的行为也被禁止。该运动很重视体面，也正是因为如此，对官方教会形成了一种严重威胁，正如林堡（Limburg）① 编年史的简短报道所述："当人民看到世界各地在为死亡哀号时，他们都对自己的罪孽表示悔恨并寻求悔改。他们这样做是出于自己的意愿，他们没有向教宗和神圣的教会寻求帮助和建议，这是

147

————————————

① 林堡（Limburg）是位于德国西南部的一座古城。

一种极大的愚蠢，也是一种极大的草率，一种疏忽，是其灵魂的一种僵化。"[82]

教宗克雷芒六世也持有相同的看法。1349 年 10 月 20 日发布了致神圣罗马帝国主教的诏书《忧虑中》（Inter sollicitudines）[83]，其中，鞭笞者现象位居这一不幸之年"无数巨大忧虑"（诏书的开头语）的清单之首位，这些忧虑很可能超越教廷权力的范围。鞭笞者被描述为"对社会的巨大危险"和"信徒的丑闻"，因此遭到"永久禁止"。至于个人的忏悔行为，包括自我虐待在内，则继续被视为虔诚和救赎的行为。

从教宗的角度来看，特别令人反感的是，这场既不被允许也没有理智的运动是由托钵修会领导的。方济各会灵修会与官方教会之间的旧有恩怨因此获得了新的表现形式。教宗觉得鞭笞者已经相当完善的组织形式对"宗教团体、修道院和社区"形成了特别巨大的威胁，因此也证明他们属于异端；而因为这种行为是"迷信的发明"（superstitiosa adinventio），所以并不需要从神学的角度对其进行彻底的反驳。欧洲受过教育的精英们用"迷信"这个词来鄙视民间的宗教信仰和虔敬形式的做法将一直延续到启蒙时代。正如在谈到迫害犹太人时一样，这位贵族出身的最高祭司采用了理性、克制和权力的语言。

至少在开始时，鞭笞者们的游行并不是一个纯粹的"下层运动"。相反，大多数资料不仅跟马蒂亚斯·冯·纽恩堡一样强调他们的虔诚和维持秩序的功能，而且强调其社会的混杂性——贵族、神职人员和人民的共同参与。与此形成鲜明对比的是，法兰克福编年史家卡斯帕·卡门茨（Caspar Camentz）在 16 世纪时所作的描述："1349 年，当邪教的鞭笞者们成群结队地穿过我们的德国，穿过它的城镇和村庄时，其中很大一批

148

人也来到了法兰克福。当他们在这里发现犹太人住在最好的地方时，其愤怒达到了极点——我不敢说这样做正确与否——以至于他们要为我主蒙受的耻辱报仇，拿起武器并进行战斗。"[84]在随后的街头战斗中，卡门茨继续写道，法兰克福市民站到了犹太人一边，并且拯救了其中一些人的生命。

　　然而，倘若对事实进行严格的推敲，这份报告是站不住脚的。把责任推卸给鞭笞者们相当于替市政委员会和公民们洗白，这一点被一份重要的文件推翻。1349 年 6 月底，自由帝国城市法兰克福跟出自卢森堡家族的罗马国王查理四世缔结了一项条约，他当时正好在该市逗留。法兰克福借给未来的皇帝（7 月 25 日在亚琛加冕）一大笔钱，用于支付政治费用，该市则从他那里得到（可以说是押金和担保）对当地犹太社区的管辖权。在这份契约中，法兰克福市政当局承诺担负起保护犹太人的责任，但同时也作了规定，一旦发生暴力袭击应当如何应对：要是出现这种情况，将免除市政当局和居民的任何责任，甚至允许他们占有"无主"财产，并将其换成金钱。这等同于一种全权委托书。7 月 14 日，犹太人被杀害——文件中提到了大约 60 名受害人，但实际数字很可能更高。几天之后，鞭笞者和瘟疫才到达这里。因此，鞭笞者的游行最多算是火上浇油，并没有直接引发大屠杀。估计声势浩大的忏悔游行经常会造成这样的效果。

　　如果要对在德国其他城市发生的疫情事件下进一步的概括性结论，那么一定切记谨慎。像斯特拉斯堡那样在社会和政治上出现的党派与阵线联盟，即贵族和中产阶级的联盟，连同对下层阶级的强有力动员，在其他地方也可以看到，但相反的情形也比比皆是：比如在维尔茨堡，那里的高级神职人员显然在灭绝犹太人时发挥了重要作用，又比如在法兰克福，贵族统治者在当地接管了领导权。在大多数情况下，市政委员会的统治集团可能非但没有反对消灭犹太人——他们认为犹太人是银行业务中不受欢迎的竞争对手——甚至还暗中或公开地支持或实施了这种灭绝行为。帝国的贵族统治者总体上也如此。只有奥地利哈布斯堡公爵阿尔布雷希特（Albrecht）因大力提倡保护犹太人而成为一个明显的例外。

第十五章　追本溯源与反制措施：欧洲的比较

阿尔卑斯山南北的瘟疫和暴力

对犹太人的迫害，除了在法国南部和东部以及西班牙一些城市有类似现象，其余均集中在德国。为什么会这样？在民族社会主义恐怖统治和反人类的大屠杀罪行的背景下，人们总是会提出这个问题。最明智的方法也许是提出反问：为什么在其他地方，例如意大利，没有发生迫害和灭绝犹太人的事件？所有在本书里详细探讨过的亚平宁半岛上的城市都有大量的犹太人社区，却没有任何地方提到过其中的犹太人在瘟疫之前或瘟疫期间被戴上罪人的帽子而不得不充当替罪羊。

要说克雷芒六世打开的"阿维尼翁保护伞"一直延伸到意大利，这种可能性基本上可以排除。有文化教养的意大利人对法兰西的"野蛮人"充满着民族怨恨，认为他们控制教会，在政治上处处胡搅蛮缠，这种看法使得教廷的声望与权威在阿尔卑斯山和埃特纳火山之间的地带降到了一个低点。如果跟 16 世纪下半叶的猎巫大潮进行比较的话，我们可以再次获得一些有益的启发，因为在意大利的大部分地区很少甚至根本就没有出现过猎巫大潮，原因是决定政治的精英们凭借他们的教育传统和由此产生的文化印记将现实与民间的想象力区分得清清楚楚：对他们来讲，那种指控——邪恶的女人为了败坏世界而与魔鬼结成联盟——是一种邪恶的迷信，就像深信犹太人通过向水井投毒和其他阴谋诡计传播了瘟疫一样。这种理性的立场与古希腊罗马及其文学和哲学的高度影响密切相关，早在 14 世纪人文主义出现之前，它们就已经决定了上层社会的文化面貌，并以这种方式加深了与普通人的意识视野之间的鸿沟。

此外还有政治的因素。在德国，凡是像奥地利的阿尔布雷希特公爵这样的王宫诸侯履行其保护职责的地方，犹太人受到的保护最多（这让他们的子民非常不满），为此，犹太人作为宗教少数派成员不得不在各地缴纳高额税款。从原则上讲，帝国中犹太人的最高保护人是帝国的最高首领，犹太人作为"宫廷仆人"与他处于一种直接的依附和雇佣关系。查理四世不仅在法兰克福，而且在其他愿意付钱的城市将这种职责完全抵押出去，不仅使对犹太人的迫害合法化，还加剧了迫害的程度。所以，犹太人成为城市内部冲突的玩物，其中包括执政的贵族和各种次级精英之间的冲突。因此，如果对阿尔卑斯山北部和南部的瘟疫事件进行比较，明显可以看到各城市内部的稳定性各有不同，因此"国家建设"的程度也不相同，而这又与领导阶层的不同地位有关。

简而言之，跟德国相比，意大利领导层的地位要更加稳固和牢靠。这并不排除有影响力的家族关系网相互之间进行激烈的争斗，也不排除个别的严重危机，例如1355年的威尼斯和1378年的佛罗伦萨，但除此之外，精英们的地位，若从长期来看，基本上没有争议，而且具有连续性的特点。这种强势允许新兴家族在社会上有一定的上升空间，但始终处于"传统家族"的控制之下，通过这种合作，也就是小心翼翼地进行补充，后者的领导地位甚至进一步得到了巩固。从12世纪起，机构的逐步扩大和官位的逐渐增多都与此有关，这一发展在大多数情况下与现代的国家概念仍有很大的差距，但在1348年的疫情中却经受住了考验，而且情况比大多数叙述性的原始资料中所抱怨和指责的好得多。更高的社会和政治稳定性原本是否能够在危机最严重的时候阻止在阿尔卑斯山以北对少数族群的暴力袭击，这一问题无法回答。在危机发生前，即德国城市特别容易出事的这段时间，城墙内本来无疑是有足够资源这样做的。

其他试图进行解释的尝试就更邪乎了。那些认为宗教对

152

意大利的渗透较少，甚至认为在刚刚起步的"文艺复兴"的影响下许多阶层在理智和情感上彻底失去了信仰的说法，更是无稽之谈。所有原始资料一致证明，不管是在意大利的上层还是中层社会，都谈不上有过这种世俗化的迹象。那些告解神父所赢得的共鸣恰好是个反面的证明，到15世纪末为止，他们在整个半岛发动了无数的民众。同样，还有许多记载表明，那些布道的内容特别强调末世的主题和最后审判前的最后忏悔。然而，在布道时，作为世界末日压轴大戏里的演员，敌基督者的形象却大大地弱化了，也许，同样被弱化的是把代表地狱的敌对势力跟尘世的某些族群——尤其是少数民族——画等号的做法。用上帝的旨意和对瘟疫惩罚所作的仪式性抵抗来为灭绝犹太人进行辩解可能失去了意义；相反，人们在意大利非常注重个人和集体的忏悔，瘟疫流行期间，这种现象在半岛的较大城市到处都可以见到。

城市内部的暴力行为从根本上说是城市内部权力关系的一面镜子，因此，它通常与社会和政治架构的脆弱程度成正比。此外，广义上的暴力程度也反映了一个文明化的过程：文明程度越高，暴力就越是被法治形式和补偿机制所取代，这当然不排除在某个时候会重新陷入暴力的形态。虽说对暴力很难进行具体的量化和比对，但人们的总体印象是，从14世纪初以来，意大利城市内部发生的冲突没有阿尔卑斯山以北地区那么血腥。这方面的一个特别典型的例子是1433年和1434年发生在佛罗伦萨的激烈却没有流血的"党争"过程，对此我们之后还将进行探讨。无论是驱逐美第奇家族及其支持者之人，还是一年后胜利"还乡"的那些人，都没有对失败者处以极刑。在这两种情况下，最重的处罚也就是驱逐出城。与法国和德国城市的类似事件相比，这显然是非同寻常的"很文明"的行为。

摩尔人的西班牙和拉丁语欧洲关于黑死病的论文

在欧洲黑死病横行时，现今属于西班牙的地区在很多方面都是一个不为人知的地方。这一方面是由于原始资料流出较少，所以人们在很长一段时间内一直把它跟研究得比较充分的国家进行类比而得出吓人的结论。另一方面，许多后来的资料，如1592年胡安·德·马里亚纳（Juan de Mariana）的报告都是参照意大利的模式，尤其是按照薄伽丘看似真实的模式写成的。伊比利亚半岛人口损失的可靠数据比欧洲其他地区的还要少。一个有趣的粗略估算人口损失的方法建立在对加泰罗尼亚地区赫罗纳市（Girona）的遗嘱的评估上。它得出的结论是，公证人确认的遗嘱处置在1348年7月和8月的瘟疫期间虽然显著增加，但远不及在大规模死亡的情况下预估的数字，这段时期的遗嘱数量增长率略低于七分之一。

154

到目前为止，人们一直认为西班牙北部的人口损失高达50%，甚至超过60%，鉴于上述背景，这一数字似乎非常值得怀疑。不管是在这里还是在像纳瓦拉（Navara）或巴塞罗那等其他地区，都谈不上公共秩序的崩溃，只有莱里达（Lerida）例外，那里发生了针对犹太人的严重骚乱，受害者大约为300人。

在西班牙，人们对跨文化的比较特别感兴趣。穆斯林学者是如何看待这一流行病的？他们有什么样的解释？建议采取什么样的做法？开了什么样的处方？对此，来自穆斯林文化圈的三篇有代表性的黑死病论文提供了答案。这些文章的作者分别是：伊本·哈提马（Ibn Khatima），一位来自阿尔梅里亚的著名医生和哲学家；伊本·哈提卜（Ibn al-Khatib），一位与前者交好、来自格拉纳达（Granada）的学者；还有他的弟子阿里·沙基里（Ali ash-Shaquiri）。从本质上讲，他们的分析与来自意大利、法国或德国的分析基本一致。像居伊·德·

肖利亚克一样，他们也区分远因和近因，排在首位的原因也是不利的星象，其背后是上帝的意志，他要惩罚恶人的罪孽。正如穆斯林西班牙跟基督教西班牙之间的竞争那样，谁染上瘟疫和谁没有染上瘟疫都仔细地记录在案。这里的前提同时也是结论：上帝保护真正虔诚的人，惩罚无信仰的人。对穆斯林学者来讲，瘟疫的远因和直接产生作用的近因之间的联系也是源自宇宙领域的空气污染，它在与各种世俗因素——如不利的气候和某些食物的腐烂——的相互作用下可以具体地感觉到。跟大多数基督教作者的论著不同，穆斯林学者更强调到处潜伏的传染危险，例如通过接触各种物品和容器，以及毫无保护地接触被感染者而染病。唯一多少有点希望能躲避瘟疫因而紧急推荐的方法是保持距离，尽可能地跟受污染的外部世界隔绝。因此，穆斯林学者与教宗克雷芒六世得出的结论是相同的，尽管是建立在一个更具反思性的理论基础之上。但是从中引申出的行为规范则与巴黎的黑死病鉴定书中的指导建议一脉相承。具体的保护措施包括适度饮食，呼吸芳香的气味，并注意起居房间的卫生程度。

在德语文化圈的黑死病著作中也有类似的指导建议。例如，查理四世皇帝收到了一封用拉丁文和德文写的信，其中建议远离受瘟疫感染的地方和人群，烧月桂和杜松的果实，喝酸果汁，避免去公共浴池，保持良好的精神状态，坚决避免谈瘟疫，要是还有人提及这个禁忌话题，就要把耳朵堵上，要吃药用植物芸香和坚果——"这些都是传递给罗马皇帝的对抗瘟疫的方法，它们无疑都是真实的。"[85] 在来自乌尔姆的雅各布·恩格林（Jakob Engelin）撰写的影响力很大的防疫小册子里也能找到基本一致的说明。和他的同行一样，恩格林也把疾病的原因归结为空气的污浊，首先影响的是心脏，并从这个中心出发毒害身体的其他部分。作为一种疗法，他建议实施放血，因为这种方式至少可以放走一部分腐败的血液。在实践中，这种方法跟经常受到推荐的刺破疫瘤的建议一样，都毫无例外地会导致医生同样受到感染。布莱斯劳（Breslau）①的医生海因里希·雷比努斯（Heinrich Rybbinus）撰写的《论抵抗流行病》（*Traktatus contra epidemiam*）也遵循同样的模式：空气的污染源自三颗行星的致命位置，必须在行为和营养方面采取保护措施来应对。

　　如果撇开有关传染的问题不谈，那么伊斯兰世界和基督教世界的瘟疫专家们在认识、解释和治疗方面意见明显一致，其原因在于，双方都是以相同的古代权威资料，尤其是希波克拉底（Hippokrates）②和盖勒努斯（Galenus）③的为依据。因此，要说穆斯林西班牙的医学"更现代"、更严谨地依据观察到的事实和对其的分析，从而在知识方面具有领先地位，那也是很有限度的。

156

　　在所有大学里教授的医学科学并没有提供任何有效的治疗方法或预防策略，这对同时代人来说是一种可怕的经历。为什么未能出现一种更注重实际经验的审视方法和处理方式？这一问题是"非历史性的"，因为它是用后来几个世纪的成就比照当时的医学。尽管如此，这个问题并不荒唐，而是有道理的。准确地确定黑死病病原体以及抗击疫情的方式需要一个前提——一场科学和知识的革命，毫无疑问，这在14世纪中叶前后是不可想象的。但并不是说就不能系统地观察感染的情

---

① 布莱斯劳（Breslau），二战前德国的商业、文化名城，现属波兰，名为弗罗茨瓦夫。

② 希波克拉底（Hippokrates，公元前460~前370年），古希腊医生，对医学作出了巨大贡献，被称为"医学之父"。

③ 盖勒努斯（Galenus，约128~199年），主要在罗马行医的希腊医生，其著作达200卷。

况，这样做本来应该能够确定跳蚤为该疾病的主要载体。事实是既没有这样的发现，也没有对自然研究和医学方法的全面革新，这显示了思想禁忌在不同文化之间影响力是多么巨大，同时也证明重大的危机会更多地导致保守型的转向而不是勇敢的开拓。

英国离经叛道式的紧急措施

英国在 1348 年和 1349 年间关于鼠疫的报告，除去那些在整个欧洲传播的陈词滥调，明显聚焦于神职人员的行为和瘟疫造成的宗教方面的后果。那些感慨——伦敦人不再相信上帝和优秀的古老习俗——无疑是道德教化的老生常谈，目的是控诉幸存者及其后代的道德败坏。更引人注目的是一些新闻，这些新闻说在疫情平息后神职人员受到攻击，例如在巴斯（Bath）教区，主教在瘟疫"流行的几个月"退居到了一个僻静的乡村庄园里。此外，正是这位教区首领在这一危机时期发布了一项不同寻常的紧急法令："目前肆虐的传染性瘟疫正在摧毁整个国家，使我们教区的许多教堂和城镇失去了他们的神父和神职人员，他们原本是可以照顾他们的教徒的。现在已经找不到出于爱、信仰或报酬去照顾那里的社区、探望病人和主持教会圣礼（可能也是出于对感染或疾病的恐惧）的神职人员了。我们现在认识到许多人在没有举行忏悔圣事的情况下死亡的现象，因为这些人不知道在这种紧急情况下他们可以得到什么庇护。"[86]

这条出路意味着与教会的传统做法彻底决裂："人们，尤其是那些生病的人和那些受到未来疾病威胁的人被告知，倘若他们在死亡的时刻没有教士的支持，他们可以向所有其他人忏悔，就像使徒所教导并认为是合法的那样，哪怕面对的是一个普通教徒或一个女人。"这相当于所有教徒都拥有神父的身份，实际上几乎就相当于路德会的"因信称义"（sola fide），即只要有信仰就可称为义人，"仅凭信仰就应该足够了"。这样的规定等于教会废除自我，废除神职阶层，因此是绝对的异端，对此，该法令的制定者是非常清楚的。出于这个原因，那些在死亡时刻听完忏悔然后赦免忏悔者所有罪过的人不得不对这种闻所未闻的偏离教会通过规则的行为保持严格的沉默。

至于说这一紧急措施的传播和后果如何，我们只能进行猜测。如果它被信徒们接受，那么他们肯定会对官方教会的存在提出质疑，至少会强化对神职人员的批评，这些神职人员——就像这条法令所谈到、这位主教所演示的那样——往往拒绝在瘟疫病人身边提供服务。一位同事的行为可能并没有使事情变得更好。"林肯（Lincoln）①的主教在他的教区内宣布，神父们……享有充分的主教权力，可以听取所有人的忏悔并宣布赦免他们，除非他们有债务。"87 就是说在跟教会和上帝取得和解、离开人世之前，必须还清这些债务，而鉴于这种疾病的迅速发展，能这样做的估计只是少数人而已。

在欧洲大部分地区经历大规模的死亡肯定导致了对官方教会合法性的质疑。起因很可能多种多样：因为教宗给予犹太人的保护，因为他对鞭笞者运动的禁止，但也可能因为神职人员的所作所为——虽然教会坚持道德上的模范与领导作用，他们实际上却无法无天。

波兰之谜

波兰王国的情况跟欧洲疫情的整体发展完全不同，因为这里跟米兰一样，既没有发生瘟疫，也没有出现大规模死亡。为什么整个一大片领土在很大程度上能够幸免于难，这一点尚未

---

① 林肯（Lincoln）是英国中部的一座古城。

得到充分的研究。跟维斯康蒂统治的大都市的情况一样，这里对人员和货物进行了封锁，另外这里也没有形成大型都市。至于说人们是如何有效地隔离这么大一片区域的，现在已无从考证，这无疑是黑死病研究中众多未解之谜之一。然而，毋庸置疑的是，国王卡齐米日三世大帝（Kasimir III）① 的威望肯定如日中天，因为他能够保护自己的子民免受如此巨大的灾难的侵害。波兰崛起为一个欧洲大国无疑与其高效的防疫工作有直接关联。

———————————

① 卡齐米日三世（Kasimir III，1310~1370 年），波兰国王，在位期间建树颇多。

第三部分

瘟疫过后的人类

　　1347 年至 1353 年出现大规模死亡之后的最大冲击是这样的体验：这种流行病不是一次性的事件，而是每隔 10 至 15 年又会定期再次出现。在意大利，14 世纪 60 年代初又一次发生了疫情。无论是医生、神学家还是占星家都没有对这种致命的反复出现的现象作出任何新的解释。他们采用的都是传统的说法。如果相信他们的解释，那么行星又一次处于不利的位置，而且上帝的愤怒也没有得到缓解。否则怎么会这样呢？所有从瘟疫的第一次肆虐写起的编年史都指出，人们的希望并没有实现，即没有通过更好的人建立一个更好的世界，相反，瘟疫过后人们比疫情前更糟糕，更贪图享受，更不道德。上帝理应惩罚人类，这一中心论点在这种背景下自然而然地为人们所相信。即使是那些当瘟疫首次出现时失去威望最多的医生也没有想方设法去开发新的理论或研究，而是坚持他们的理论：疾病源于人类体液的不平衡，这种不平衡在这场瘟疫中，是由致命的气体造成的，而后者归根结底又是星象带来的。

　　医生们并没有转向实验医学，即通过解剖死者来研究人体，虽然据说教宗克雷芒六世曾下令进行这种研究。这种新的方式和方法在 1500 年以后，即到了列奥纳多·达·芬奇（Leonardo da Vinci）、帕拉塞尔苏斯（Paracelsus）[1] 和安德烈亚·维萨里乌斯（Andrea Vesalius）[2] 的时代才出现，即使如此，也只是零星案例，而且遭到了科班医生们的激烈反

---

[1]　帕拉塞尔苏斯（Paracelsus，1493~1541 年），文艺复兴时期的瑞士医生，医疗化学的奠基人。

[2]　安德烈亚·维萨里乌斯（Andrea Vesalius，1514~1564 年），文艺复兴时期的解剖学家，人体解剖学的创始人。

对。因此，医疗手段无能为力；统治者不得不长期自问，将来如何掌控像 1348 年那样的巨大危机。从逻辑上讲，他们应该效仿米兰这个未受灾难肆虐的城市。对成就卓著的统治者卢奇诺·维斯康蒂的后代来讲就更是如此了。这些考虑的结果是于 14 世纪 60 年代初在米兰城墙外建造了一个巨大的野外医院，供那些黑死病患者或疑似病人使用。然而这一次，这一措施未能阻止瘟疫进入城墙内并引发了随后的感染。

当瘟疫于 1373 年第三次侵袭伦巴第时，执政者贝尔纳博·维斯康蒂（Bernabò Visconti）想到了他祖先的成功秘方，把那些被感染或疑似被感染的人的房屋门窗用墙堵死，据说直到他们不再有生命迹象为止。事实上，这次瘟疫的影响确实非常有限，贝尔纳博就像卢奇诺一样作为典型的暴君被载入史册。在砌墙堵死门窗的同时，他还无情地驱逐了所有有疑似症状的人，这种方法也被证明是有效的，但代价是牺牲了农村的利益，那里的感染扩散得更加厉害。

这位权力意识很强的统治者所采取的另一项措施也远远超出了大多数统治者纯粹作秀的范畴——统治者作秀在黑死病肆虐的几个世纪里一直都很流行。他下令所有城镇和村庄建立所有疾病病例的清单，特别是有黑死病症状的病例，以便立即对受感染的人进行隔离——在智能手机发明之前，这无疑是追踪感染传播的最有效方法。

在 1399/1400 年的瘟疫期间，在贝尔纳博的继任者吉安·加莱亚佐·维斯康蒂（Gian Galeazzo Visconti）的领导下，人们首次对货物，特别是布匹，进行了系统清扫，以便排除它们作为疾病携带物的可能。所有这些措施从今天的角度来看都是明智的，能够防止跳蚤传播细菌，采取这些措施完全是由毫无偏见的经验所决定的，否定了学者们的"致命的空气理论"。

达尔马提亚 ① 的贸易城市拉古萨（Ragusa）[现在的杜布罗夫尼克（Dubrovnik）] 在 1377 年下令对所有新近来自潜在的瘟疫地区的人进行 30 天隔离也属于这种情况。此后不久，隔离期在威尼斯又延长了 10 天，并且人们使用 "Quarantäne" 一词（来自意大利语 quaranta，意思是 40）来称呼这种从那时起越来越普遍应用的隔离方法。从 1423 年起，这个潟湖共和国对来自 "可疑" 地区的旅行者采取了更严格的措施。这些人被关在潟湖中一个偏远岛屿上的医院里达 40 天之久。但这些措施都没有产生显著的效果，因为其执行力度不够；而且相关人员的社会地位和贿赂行为很容易制造特例。此外，还缺乏执法人员，如警察和军队等。这样一来，对许多代人来讲，瘟疫就成为其生活的一个组成部分，从而成为欧洲人生活中的一部分。

最大的问题在于，瘟疫在多大程度上永久性地改变了人们的生活秩序。在 19 世纪和 20 世纪回首往事之际，人们丝毫不怀疑，大规模死亡的冲击体验肯定给经济、社会和文化带来了翻天覆地的变化。各种影响深远的理论也如雨后春笋般相应出笼，它们涵盖了经济长期疲软的现象（特别是农业部门），普遍的 "中世纪晚期的危机"，享乐主义的奢侈消费阶层对现代早期资本主义的促生，新的冥想式虔诚的出现，以及文艺复兴的破晓，也就是整个新时代的黎明——诸多论点不胜枚举，在此仅罗列人们提出的鼠疫的几个最重要的全球性影响。试图这样解释历史完全可以理解，非但令人印象深刻，而且极其通俗易懂，然而，历史很少按照规律行事。要把 "瘟疫的因素" 确定为推动历史变化的力量，就必须准确地了解实情并进行多层次、多方面的区分。

164

---

① 达尔马提亚（Dalmatia），位于克罗地亚南部，曾为罗马帝国的一个行省。

第十七章　一无所有者的经济优势

佛罗伦萨瘟疫中的失意者马尔乔内·迪·科波·斯蒂法尼已经对道德的普遍堕落、通货膨胀和城乡下层阶级厚颜无耻的诉求发表了自己的看法。虽说他的回顾性评论充满了对这些厚颜无耻之徒的怨恨，但他的一些观察从细节上讲可以说是准确的。他的愤怒甚至大大加深了他对实际变化的看法。在佛罗伦萨市及其周边地区的经济生活中出现的第一个重要变化，是设立了一个新的机构来解决价格和工资方面的纠纷。这位"Giudice della grascia"（字面意思是"食品法官"）要对许多冲突作出裁决，而这些冲突的原因他却无法真正解决。一个事例是，老百姓抱怨他们的工资在瘟疫期间和瘟疫之后跟不上生活费用的急剧上涨，从而要求对基本的食品，例如面包和葡萄酒，设定价格上限。根据马尔乔内的说法，佛罗伦萨也确实这样做了，然而这种价格上限并没有达到预期的效果，甚至产生了相反的效应，因为供应商们直接就去了其他不受监管的市场。

对"昂贵生活"的这种抱怨在开始时是合情合理的，但劳动力市场的变化很快带来了补救措施，而这又让马尔乔内非常恼火："农村的劳工要求签订新的承租合同，根据这些合同，他们将拥有几乎所有的收成。而且他们很快就学会了得寸进尺，要求土地所有者为他们提供耕牛并自担风险和费用。除此以外，他们还为其他人劳动以换取报酬。另外，他们还学会了如何不再偿还债务，也不再付租金。有鉴于此，佛罗伦萨通过了新的法律。但雇用劳动力变得越来越昂贵。在当时的情况下人们可以说，土地已经属于佃户了：他们要求得到耕牛、种子和优惠条件下的预付款。"[88]去掉当中的夸张成分，城市中等富裕的土地所有者愤怒控诉的这些变化已被研究所证实。

马尔乔内如此愤慨地描述的这种经营形式叫作 mezzadria，

即"半租"，承租人需要将一半的收成作为租金缴纳，土地所有者则提供所谓的"生产资料"。这种土地使用制度在1348年比较新颖，瘟疫造成的后果应当对这种制度的推广起到了非常大的促进作用。对于佃农来说——这一点马尔乔内也是言之有理——这是一个实质性的改进，特别是在接管较大面积的耕地时，因为通过这种方式他可以将自己多余的产品拿到市场上去出售，而且至少在瘟疫过后的头几十年，佃农因为粮食和其他农作物的有利价格而受益匪浅。

这些改善后的条件充分反映了1348年后人口和经济结构的根本转变，而且远远超出了佛罗伦萨和意大利的范围：正如同时代的人几乎异口同声地指出的那样，这场瘟疫对社会的打击是非常不公平的，就是说对下层阶级的摧残比对精英阶层明显要严重得多。出于这一原因，劳动力在各行各业都变得稀缺而昂贵；从长期来看，整个欧洲的纺织工人以及家庭用人和农业工人的工资明显上升，这让他们的雇主非常恼火。农村的有些情况对土地出租人来讲甚至发展到了糟糕透顶的地步，许多农场荒无人烟，很难重新启用。佃农们充分利用这一状况通过谈判达成了更有利的条件——对马尔乔内和他的同僚们来说，这是一种无耻的敲诈，使上帝规定的秩序陷入混乱。在瘟疫发生后，即使在城市里，中、下层阶级的情况也显然变得更好了一些，他们的自信心可能也随之增长。瘟疫改变了经济力量的平衡，使其朝着有利于政治上无权无势者的方向发展。为什么不能有更多的优势转移到他们身上呢？

> 如果审视人们的行为，你们就会看到，所有获得巨大财富和权力的人都是通过欺骗或暴力获得这些财富和权力的。而他们又把通过欺骗和暴力获得的东西称为凭良心赚来的利润，以掩盖赚取这些利润的卑鄙方式。那些由于缺

166

乏洞察力或过度疑虑而不敢走这条路的人，将在依赖和贫困中潦倒。因为忠诚的仆人永远是仆人，诚实的人永远是穷人，只有那些不忠诚和滑头的奴仆才会摆脱奴役，就像甩掉他们的破衣烂衫一样。上帝和大自然把这个世界的货物放在人的中间，结果招来的更多是抢劫而不是诚实的努力，更多是邪恶的艺术而不是善良的艺术。[89]

马基雅维利就是这样替历史上有案可稽的佛罗伦萨梳毛工人领袖道出心声，证明他的呼吁是正确的。梳毛工人领袖要求坚决将推翻现有秩序的行动进行到底，并且要确立自己作为新的经济、社会和政治统治阶层一员的地位。马基雅维利，这位近代早期欧洲（乃至更广大范围内）最激进的前卫思想家，于16世纪初期说出了1378年的革命者和他们的领导人想要表达的思想。梳毛工人通过他们的行动，即敢于争取与批发商、银行家和纺织品制造商平起平坐的地位，就已证明，1348年的大规模死亡造成了许多后果。社会等级的划分并不是永恒不变的，更谈不上存在什么上帝规定的秩序。否则，上帝为什么会允许现在发生财富和权力的重新分配呢？然而，敢于这样想的大概只有那些不怕失去任何东西的人了。与这些人相反，富人则转而进入守势，无论在精神还是在社会政治战略层面上。

瘟疫对城市和农村下层阶级工资的影响，如佛罗伦萨所显示的那样，也大体上符合欧洲大多数国家的情况。那些在此时开始的周期性发生的大瘟疫中幸存下来的人从许多方面来讲都是经济上的赢家，特别是在社会的底层。马尔乔内所说的关于土地所有者和土地使用者之间令人不齿的权力结构变更在欧洲大陆的大部分地区都得到了证实。鉴于这种流行病的周期性侵袭，许多农村居民点遭到遗弃，以至于土地所有者不得不为土地的使用提供更有利的条件。另外，乡村自主权和自治权在之后的一段时间里也得到了扩大和加强。在 15、16 世纪之交，这些成就由于人口的复苏以及占有土地的贵族阶级采取的巩固和集中化措施而面临极大的危险。其后果是 1524 年和 1525 年的农民起义，这些起义发展成"农民战争"，被载入史册。

第十八章　强者更强

在通往个人统治的道路上

大多数意大利编年史家都一致同意，在瘟疫已经平息之后，暴发户们的时代到来了。以前不为人知的家族的崛起在任何地方都没有像在佛罗伦萨那样引发愤怒的吼声。从 1348 年起，这么多无主的财富，这么多空荡荡的宫殿据说都在等待重新分配，这不仅有可能瓦解运转自如的政治制度，而且随着制度的瓦解，神圣的传统和良好的习俗也都面临毁于一旦的危险。至于说马特奥·维拉尼和马尔乔内·迪·科波·斯蒂法尼，他们的不满完全是出于个人的动机。另外，有一点是很清楚的，即在人口因瘟疫而遭受惨重的损失之后，不仅大量资产被重新分配，而且政治领导职位也必须由新人来填补。然而，问题在于，这种因瘟疫而造成的补位究竟严重到了什么程度？它在接下来的几十年里对政治、社会和文化又造成了什么样的影响？

就意大利的大多数较大城市而言，这些"新人"（gente nuova）所占的比重可以根据职位名单、婚姻联盟以及后来的税收收入相对准确地统计出来。今天，政党内部在争论什么样的候选人名单更有希望获胜时经常提出一个论点，即国家需要"尚未使用过的新兴力量"；彼时却完全不同，"新人"的内涵在 14 世纪（以及之后很长一段时间内）具有极其负面的含义。这种贬低"新人"的做法完全符合古罗马共和国的价值体系，那时的"新生代"（homines novi），也就是庞大而古老的家族集团（gentes）以外的插足政坛的人也都毫无区别地被怀疑品行不端，即有嫉妒心理和造反的倾向，行为举止也猥琐不堪。

然而，对意大利精英阶层状况的初步梳理表明，那些庞大的家族集团掌握着国家的命运，直至 1800 年拿破仑的统治带来根本性的转折为止，他们当中没有任何一个是凭借 1348 年的所谓社会动荡而崛起的。恰恰相反，从长期来看，在瘟疫之前已经占据统治地位的家族在瘟疫之后的垄断地位变得更加突出，也更加稳固，虽然这并不排除他们有过为等级次序激烈争斗的过渡时期。新兴家族崛起的故事虽说并非虚构，但这些故事在相当大的程度上涉及的都是精英阶层内部的结构调整。

　　14 世纪的"家庭"或者"家族"（casa）是指由几十个独立家庭组成的宗族结构。这些"小家庭"拥有相同的名字，但在财富、承袭的职务以及社会地位方面往往差别很大。因此，一个宗族大家庭可以涵盖的面非常广，从贫苦的穷人到独领风骚的财阀。那些迄今为止一直生活在阴影中的宗族旁支在 1348 年以后确实能够继承遗产，这就保证了他们在经济和政治的阳光之下享有一席之地。

　　但这并不是让那些思想保守的编年史家极度愤慨的缘由。令他们深感不安的是那些"完全是新来的人"，在那之前，那些人的名字在狭义和广义上的城市寡头圈子里无人知晓，瘟疫之后其人数却相当多。然而，社会的进阶本身并不被人诟病，关键在于它是以何种方式与方法实现的，也就是说，这种进阶在多大程度上受到那些传统家族的控制。一些家庭死绝了，因此而空缺的商业和政治职位也必须重新进行分配。这显然是"上帝的意志"，就像后来采用的暗箱操作的原则一样——对每一个人都要进行精心的挑选。具体而言就意味着，统治阶级新成员的晋升必须通过增选，即通过老家族的专门认可才算完成，而恰恰是这一原则和程序因为瘟疫的肆虐而受到了严重的干扰。

　　正如维拉尼和马尔乔内所观察到的那样，1348 年后这些

"瘟疫暴发户"中确实有不少人出现在佛罗伦萨共和国的政治机构中。如果从历史的角度来看，这些人大多数都曾是"留守者"，也就是说那些现在突然有资格继承遗产的宗族分支，他们在 12 世纪和 13 世纪没有像他们更有进取心和冒险精神的亲戚那样从农村举家搬迁到城市，因此现在被扣上了土气、粗野和贪得无厌的帽子。面对这些"后来者"，那些城市里有地位的家族尴尬地联想起自己的出身，而这正是他们好几代人通过获得骑士头衔或举行骑士比赛等强调贵族风范的行为一直着力掩盖的事实。但恰恰有那么少数几个古老的家族，其出身仍旧能够有凭有据地追溯到贵族祖先那里，如佛罗伦萨的多纳蒂（Donati）和孔蒂·圭迪（Conti Guidi）家族，他们在出身是否纯正无瑕的问题上耿耿于怀：所有在瘟疫发生前后在政治上发号施令的家族集团都没有贵族的血统，恰恰相反，他们都是从乡下搬到城市后先是通过手工业和小货铺，然后通过批发贸易、银行业和纺织品生产才变得富有和有影响力的。在最古老的、很长时间以来已经逐渐没落的城市精英们的眼里，这个统治阶层本身都是新移民，这些人现在却更瞧不起第二波暴发户的崛起。

在社会和政治方面跟这些后起之秀打交道有两种策略：或友好相处，或针锋相对。意大利各城市在 12 世纪和 13 世纪动荡不安的历史中屡屡发生政治巨变，之后进行的精英递补也从未间断；一般来讲，这种递补的方式是允许"新人"中还让人看得上眼的那些人跟统治阶层家族中名气较小的旁支联姻，从而逐渐让他们"融入其中"。这就意味着，这些"新人"通常将不得不花上几代人的时间蓄势以待，直到再一次通过严格的审查和暗箱操作的程序，逐渐获取更高的职位和职务。威尼斯的贵族在 1348 年的瘟疫过后也遵循了这一程序，因为在跟热那亚的战争中，领导层和财政资源都再一次经受了惨重的损失，为此贵族们于 1381 年吸收了三十个新家庭进入贵族阶层——毫无疑问，是在支付了不菲的"入会费"之后。这些新家庭要想真正"属于这个圈子"，还需要经历 200 年以上的时间。

然而，佛罗伦萨的主流圈子就连这样的部分让步也不愿意作出。相反，他们发明并实行了一套歧视和排斥的程序，号称是以当地最古老的价值观作为依据。实际上，他们为了达到全新的目的利用了这些传统。自 12 世纪以来，意大利的城市共和国在其"外交"基本政策方面分为"效忠于皇帝的"吉伯林派（Ghibellines）与跟教宗和那不勒斯国王结盟的归尔甫派（Guelfs）。然而，这些"党派"很快就根据纯粹的地方利益，尤其是相互冲突的不同利益行事；因此，在 1282 年的最后一次内部动乱之后，佛罗伦萨共和国一直以坚定不移的归尔甫派先锋自居，而它在托斯卡纳的对手比萨和锡耶纳则出于同样的理由标榜他们对阿尔卑斯山以北的帝国皇帝的忠诚。从此，归尔甫派在佛罗伦萨被认为是国家的栋梁，吉伯林派则是政治上的颠覆者，尽管没有迹象表明，到了 14 世纪中叶还有谁再去谈论什么遍布各地、沆瀣一气的"共和国之敌"。通过这种一刀切的分类，团结在归尔甫派旗帜下的领导层找到了一种意识形态和机制，使他们能够阻止那些递补而上却不受人待见的"新生"和中途发迹的"插班生"获得权力和影响力。这样做只需要一个"警告"（ammonizione），即在定期重新任命有资格在议会（squittinio）——一个政治阶层定期重新定义和整肃自己的论坛——任职的个人时拥有的一票否决权。然而，一旦被扣上吉伯林派的帽子，那么不仅那些"真正的"暴发户，而且还有各种令人不爽的人物，如年迈的马特奥·维拉尼，都可以被排斥在外。

但是，随着这种扣帽子的行为大肆泛滥，执政的寡头集团内部分歧也越来越大，因为现在几乎没有任何一个家族集团能够保证自己不受到这种排斥。到了 1378 年，由此造成的乱象已经发展到了这样严重的地步，以至于梳毛工们认为，成功造反的时刻已经到来。由于一些政治阶层的代表——包括当时声名还不是那么显赫的美第奇家族集团——把出于个人目的而在"护民官"的领导下跟起义者合作共事当作投机的做法，所以占统治地位的集团的内部关系变得如此紧张，以至于他们在整整三年的时间里只有通过对中产阶级作出重大让步才能勉强继续执政。然而，这种状况在 1382 年终于结束——统治阶层在将近半个世纪的时间里以内部重组一新、等级分明、团结稳定的面貌出现在人们面前。

总体来讲，欧洲范围内的"精英状况"大致如此。新的权力精英在任何地方都没能永久地确立自己的地位，这正是瘟疫的一种后果。即使是在斯特拉斯堡这样的城市，哪怕在瘟疫发生前的大屠杀过程中，后续力量接管了政权，这种变化通常也只是短暂的。在多数情况下，那些 1348 年之前已经占统治地位的阶层看到自己的地位得到了证实和加强，所依赖的手段是在瘟疫前和瘟疫期间施加干预，尤其是发放许可，允许用暴力对付犹太人，并且他们自己在这些大屠杀中也发挥了积极作用。疫情下的特殊时期需要积极的抗疫措施和救世主式的人物。凡是能够相应地从中获益的人，都得到了人们的认可和赞同。同样，如果执政者在危机中揽取了各种特殊权力，他便会受到追捧。这不禁令人再次想到 16 世纪中叶以后积极开展的猎杀女巫的活动，以及 2020 年的"新冠病毒肺炎危机"中的类似情形。

正因为如此，个人统治的政治模式，特别是米兰的维斯康蒂家族的领主模式，在意大利变得越来越有吸引力。反映这种日益受欢迎的程度的标志是，城市共和国的数量在 1348 年后一代人的时间里继续不断减少。只有威尼斯相反，随着法利埃（Falier）政变阴谋的失败，"暴君"的幽灵可以说是永久消除了。佛罗伦萨从名称上来讲仍旧是共和国，但其内部正在发生着各种变化，倘若没有这场大瘟疫，就无法解释这些变化。

共和派的理想和有用的人际网络——以佛罗伦萨为例

应该根据哪些规则和价值观来进行管理，从这座城市形成起就镌刻在了大理石上："为了公平地治理共和国，就必须把法律这杆秤拿在手中，远离一切党派、自私的团体和利益集团。因为一个政党追随者的目的不是治理城市，而是分裂和破坏它。"[90] 这一崇高的理想是乔万尼·班奇尼（Giovanni Banchini）于1401年前后写下的。作为多明我会的修士，他使用乔万尼·多米尼奇（Giovanni Dominici）的会名，作为当时最雄辩的忏悔传教士之一扬名整个意大利，并将最终登上枢机主教的高位（1832年被封圣）。多米尼奇在这里一针见血地指出的是《共和国明鉴》（*Republikspiegel*）的空洞内容：为了从道德上武装有能力从政的公民，几代人都在传授、出版和推崇这部经典，却从来没有人认真彻底地遵守过，因此不得不由"圣人们"不断重新修订。

政治在城市共和国中究竟如何运作，在私人所写的东西里可以找到，例如，父亲为了儿子而把所有公共行为的成功秘诀写进族谱里："永远不要因为恐惧，也不要因为错误的建议而质疑你的财产或你的地位，同样，永远也不要与你的亲戚和朋友分手，因为其他的一切都筑基于他们的支持之上。"[91] 凡是相信共同利益的崇高原则，并出于纯粹的正义原则抛弃对他有用的盟友的人，都被当作不可靠的异类扫地出门，更严重时还会被打成共同事业的叛徒。道德和成功是不可调和的对立面。任何想要登上峰顶或留在那里的人，都必须掌握基本的规则："首先要同你们的邻居和亲戚组成联盟。还要帮助你们在城市以内和以外的朋友。"[92]那位有影响力的贵族内里·卡波尼（Neri Capponi）也于1400年前后对他的后人发出类似的告诫，其内容被收录在一本有关如何组织裙带关系的教科书的第一和第二单元。这些内容当然不能公开说出来，更不能为公众写下来，这将招来卫道士们的强烈抗议，尽管他们的所作所为正如多米尼奇的职业生涯所显示的那样，并没有任何不同之处，遵循的也是相同的规则：要是你想在生活中出人头地，就请找一位有影响力的恩师，为他服务，这样也对自己有利，直到有那么一天，你可以建立起一个拥有自己的追随者和盟友的人际网络。

由于政治理想和政治实践之间存在着天壤之别，人文主义历史学家和政治理论家们采用了一种变戏法的雕虫小技来自圆其说：他们隐匿政治生涯中的真实策略，也就是对作为一切政治之核心的裙带关系视而不见，并以他们的委托人和赞助者的收获来定义这些人的成功。只有一个喜欢争辩的前卫思考者——尼科洛·马基雅维利没有跟着玩这种否认和压制的游戏："事实是，一种做法对共和国的竞争有害，另一种做法则对它有益。那些建筑在利益集团和有用的友谊基础上的竞争是有害的，而那些摆脱了这些影响的竞争则对共和国有益……佛罗伦萨的恩怨情仇总是受到裙带关系之间的各种冲突的影响，因此是灾难性的。"良性竞争的好处在于，它为了国家的利益而全力以赴地进行斗争。然而，这样做的人在佛罗伦萨都是那些失败者："在佛罗伦萨，有两位影响力特别巨大的公民互相对峙：科西莫·德·美第奇（Cosimo dè Medici）和内里·卡波尼（上文提到的倡导裙带关系者的后裔）。内里通过为公众服务赢得了他的威望，因此赢得了很多人的钦佩，但追随者却很少。相比之下，科西莫通过公开和秘密的行动而崛起，他的支持者至少和赞赏他的人一样多。"[93]

尼科洛·马基雅维利在其1525年为美第奇教宗克雷芒七世（Clemens VII）[①] 所撰写的关于佛罗伦萨历史的著作中非常负面地评价了他的约稿人的祖父——科西莫·德·美第奇，称他的统治至少有一部分是建立在有害的、腐败透顶的，强调在人际网络中给予和索取的裙带关系原则之上。他在同一部著作的后面几个章节里去掉了"至少有一部分"这个整饰的表述，所描述的内容扩展到了让人毛骨悚然、却又对希望成为后起之秀的人非常有益的教训上："用这种方式建立一个利益政党，宣称自己是共和国的化身，并打着公共事业的旗号进行统治。"对于马基雅维利来说，这是一直以来套在佛罗伦萨脖子上的诅咒，科西莫不过是把编织自利的人际网络玩得最游刃有余的那个人而已。

瘟疫如何促成了美第奇家族的崛起

毫无疑问，"美第奇党"有着建立成功的裙带关系政治的悠久传统。对于这一点，应该说马基雅维利言之有理。但就其结构、组织、效率和宣传而言，美第奇党又凸显了一些新的特征，而这些特征只能通过1348年的黑死病流行及其直到15世纪20年代的五次反复所造成的长期后果来解释。

如前文所述，在1348年黑死病暴发前后的较长一段时间里，规模较大的欧洲城市里，唯一无可争议的人口数据是佛罗伦萨的人口数量，男女老少共有37048人，这是1427年为征税而组织的人口普查得出的结果。按照财务作假艺术的一般性规律，涉及要申报的资产价值时都会出现瞒报和做假

---

① 克雷芒七世（Clemens VII，1478~1534年），原名朱利奥·德·美第奇，1523~1524年任教宗，任上穷奢极欲，挥霍无度，只关注美第奇家族的利益。

账的现象，这一点是毫无疑问的，但这些申报的人员数字是切实可靠的，对此无须任何怀疑；虽说每家最好是尽可能多地列出"bocche"，即需要申报的人口，因为多一张嘴就可以多申请一份减免，但如果申报的家庭成员的数字太天马行空的话，将不可避免地导致街坊邻居的揭发检举，因为他们的税率会因此提高。由于在 90 年的时间里总人口下降到原来的大约三分之一，所以佛罗伦萨社会的影响范围和权力关系从根本上进行了全新的调整。社会的结构因此从横向的发展转向纵向的发展，从行会和兄弟会转向按等级划分的利益圈子，也就是裙带集团。

对马基雅维利来说，佛罗伦萨历史的另一个基本规律是，每一个占统治地位的利益集团都至少要受到一个对立党派的制衡，以避免该集团的统治地位变得过于一边倒，从而让人有压抑的感觉。然而，这种对立的原则只能在这样一个社会中发挥作用：其社会高层有一定的广泛性，即由几十个按照财富、所任职务和亲属关系的标准基本上势均力敌、能够相互牵制的家族集团组成。然而，这种横向的分布到 15 世纪 20 年代中期因瘟疫造成的后果而彻底收拢，并且转变为一种新的局面，其中只有两个主要派别以集团和阵营的方式相互对峙。在第一个，也是历史更悠久，而且按照传统标准更有名望的"党派"里汇集了六七家多少仍有一定影响力的氏族协会，它们团结在一个总体上并不比其他家族显赫太多的"领袖家族"周围，这就是阿尔比齐家族（Albizzi）。

跟其对立的党派则完全不同，当中只有唯一的一个"核心家族"据有一言九鼎的地位，那就是由该裙带集团的领袖科西莫·德·美第奇，他的妻子、来自古老而高贵的巴尔迪家族（Bardi）的孔泰希纳（Contessina），以及他的儿子皮耶罗（Piero）和乔万尼（Giovanni）组成的家庭。由科西莫的弟弟洛伦佐（Lorenzo）建立的旁支则无条件地接受长兄的领导，所以，在这个"阵营形成"的过程中，一个明确的等级制度和一个无可争议的领导层都得到了保障。

这两个阵营都是根据裙带关系的规则和规范形成的，但方法却截然不同。"阿尔比齐利益集团"主要是根据结盟的传统，即通过联姻和经受住几十年考验的忠诚而形成的；与此相反，"美第奇党"几乎完全靠的是似乎取之不尽、用之不竭的金钱。事实证明，这种新型"粘合剂"要比越来越陈旧的固守成规的方式管用得多。到了 1434 年秋天那个决定性的时刻，当权力斗争已经到了你死我活的地步时，甚至连教宗也允许自己被美第奇家族的金钱拉拢，去为他们站队。欧金尼乌斯四世（Eugen IV）①被市政当局赶出罗马后，自己还深陷与反叛的巴塞尔大公会议激烈的权力斗争之中，因此他计划通过一个伟大的壮举来强化自己已岌岌可危的地位：召开一个经他恩准的大公会议并在会上宣布，经过近 500 年的分裂之后，与希腊教会重新实现统一。不管是召开这次大会，还是支付拜占庭皇帝的旅行费用，这位最高祭司都不得不依靠美第奇家族的资金——难怪他现在选择站在他们一边，从而决定了他们在这场权力斗争中的胜利。

要是放在 1348 年之前，美第奇家族是不可能通过这些方法成功获取权力的。与"前瘟疫时期"的第一个区别在于，佛罗伦萨的"精英屋顶"变薄了，只剩下两根尖头。14 世纪初，在全球经营的贸易公司中拥有最多股份的家族每一个都比 100 年后的美第奇家族拥有更多的资金，但这些财富分配到多个家族分支，其政治分量就不像后来那样显著了。而影响

----

① 欧金尼乌斯四世（Eugen IV，1383~1447 年），又译尤金四世，1431~1447 年任教宗，在他的倡导下罗马天主教和拜占庭东正教实现了联合。

更大的变化则是由人口的巨大损失造成的。在一个大概有五分之一的男性人口拥有基本政治权利的政治体系中，如果人口总数超过 10 万，那么即便是美第奇家族的超高额利润也不足以确保左右着大局的多数对他们言听计从。相反，当人口总数在 1427 年缩减到大约三分之一时，这种政治"行情"看上去就有利得多了。在高级和中级行会中，只需要说服大约两千个影响力度完全不同的个人相信美第奇家族统治的好处即可；如果其中有一半人——能多几个人更保险——能够被说服的话，那么成功就有了一定的保证。只要有了这样一个初步的大多数，就可以让其他保证未来发展的机制得到实施。通过神不知鬼不觉地对填补职位的抽签选举程序进行干预，可以确保只有可靠的追随者能被选上政治的关键职位；因此，整个步骤要达到这样的目的，即根据地位、忠诚和效率的标准对已受瘟疫重创的政治阶层进行考察，从而筛选出一支由久经考验的追随者组成的核心队伍，有了这批人，再严重的危机也能克服。而这些危机不仅可以预见，而且从一开始就在筹谋之中，就像为克服这些危机情况而采取的特殊措施一样。佛罗伦萨共和国就是以这种方式从一个相对开放和有广泛基础的寡头政治转变为由一个单一核心家庭领导的"黑帮组织"（cosa nostra）；原有的城市组织事实上已被彻底掏空，而这种做法不仅被极端的宣传手段遮掩得滴水不漏，甚至还被美化为实现了佛罗伦萨的自由国家传统。客观分析下来，这是一个排挤收缩的过程，它始于由鼠疫细菌造成的大规模死亡，即便这种新制度中的失败者一而再、再而三地引发了社会的动荡，制度本身还是取得了长期的成功。

1348 年的瘟疫再一次表明，地球上没有任何事物——不管是家庭和阶级的领导地位还是政治制度——能够恒久不变，一切都是可以被推翻的。马基雅维利在回顾时是想说明，梳毛工人们要是理解了这个关键的教训，本来是可以夺取政权的。相反，科西莫·德·美第奇，这位当年最富有的人搞懂了这一点。他的信条是：几乎所有的人都是可以被收买的，尤其是当人们把被收买的行为当作为公共社会服务来吹捧的时候，因为一旦如此，中饱私囊的行为就会跟高尚的操守混为一谈。时至今日，这仍然是成功的大众心理学和目标明确的政治所实践的魔幻公式。

美第奇的做法并没有在 15 世纪和 16 世纪成为其他欧洲城市效法的榜样，虽然 1348 年之后的鼠疫流行在那些地方造成的人口损失可以说与佛罗伦萨不相上下。欧洲也不缺乏那些通过经济成功和财富在统治阶级中脱颖而出的家庭，例如奥格斯堡（Augusburg）的福格家族（Fugger）。但与美第奇家族不同，他们并没有目标明确地投资组建一个裙带关系网络，这样的人际网络本来是有助于他们作为这一网络的首领在城市及其周边地区间接行使权力的。在最接近意大利城市共和国的德意志帝国的城市中，有诸多因素阻碍了这种权力关系的重组。在这里，皇帝的法律主权并不像在意大利北部那样有名无实，而是真真切切的实践，特别是在危机和动乱时期，因此，在这种权力重组过程中的失败者可以在任何时候请求作为法律最高仲裁人的帝国最高君主予以帮助，并有成功的希望。而且像美第奇家族从一开始就采取的做法，即攀附王公贵族扩展裙带关系，本身就为帝国宪法所不容。所以，"德意志的美第奇家族们"另辟蹊径；经过几代人的努力，福格家族自己登上了帝国伯爵和侯爵的高位。

救世主科西莫·德·美第奇

是不是瘟疫的经历促成了科西莫·德·美第奇掌握权力的意愿，这一点并不能确凿无误地加以证实，但有非常明显的迹象表明情况确实如此。科西莫出生于 1389 年，属于年轻时经历了 1400 年的黑死病，到了在商业和政治上担负起越来越大责任的年龄时又经历了 1417 年和 1423/1424 年大瘟疫的那一代人。在梳毛工起义中，美第奇家族集团的一名成员由于暂时站到了梳毛工人一边而使自己和他的亲属名誉扫地，之后，科西莫在阿尔比齐党统治时期被堵死了按照制度的传统规则对佛罗伦萨施加更大政治影响的道路。但过去几十年就已表明，如果能找到制胜法宝，旧的规则就有可能失效。在大流行病的余痛之中，灵丹妙药就是：佛罗伦萨在等待它的救世主，他能拯救该城市免受未来灾难的蹂躏！这种没有生气的制度实行狭隘的团体监督，根据财富与家庭的正派行为招聘官吏，是不可能造就这种规格的救世主的。城市和上天的权力之间的未来调解人必须具备更高的威严和合法的头衔。按照当时流行的心态，这种天命在星象中得到了体现。这种心态与流行甚广的对瘟疫的解释完全一致，其实并非巧合。上帝通过瘟疫惩罚人的罪过，又通过给他们派遣一位被选中的统治者把他们从这种邪恶中解救出来，这位统治者可以将上帝的祝福传递给他的城市。

第一个显露这个天机的信号是出生的日子。科西莫的真实生日是 4 月 10 日，这跟天命扯不上任何关系。因此他将生日"转移"到 9 月 27 日。这一天是圣科斯玛斯（Cosmas）的纪念日，传说中这位圣人在遥远的古代作为一名创造奇迹的医生而声名鹊起。这与美第奇家族的姓 Medici——意大利语中的"医生"——珠联璧合，跟带有"palle"，即"小球"或"药丸"的家族纹章也契合到了完美的地步，所以可能对"科西莫"（Cosimo）这个名字的选择起到了决定性的作用。这位成功的银行家通过将圣徒纪念日转换为他本人的"更高贵的"生日，不仅进一步向圣人靠拢，而且几乎取代了圣人的位置，与之水乳交融。从现在开始，那位圣人的画像采用的都是这位"佛罗伦萨教父"的容貌特征。

把科西莫·德·美第奇当作瘟疫的大救星来美化的登峰造极之作是保罗·乌切洛（Paolo Uccello）[①]于15世纪40年代在新圣母马利亚修道院的"绿色回廊"（chiostro verde）创作的湿壁画。其对外宣称的主题是大洪水的结束，但这只是一个幌子，实际上它用丰富的色彩讲述了另一个故事。在壁画的左侧，方舟的船长诺亚把橄榄枝伸向船外，这些橄榄枝是鸽子当作天主与人类之间和解的象征带回来的。在《圣经》中，人类只剩下区区8个人，即诺亚、他的妻子和三个儿子以及他们的妻子。然而，在这幅画中，显然有更多的人活了下来，比如，一个躲进木桶在致命的洪水中幸免于难的男人，以及那个身穿非常考究的长袍、镇静自若的男性形象，

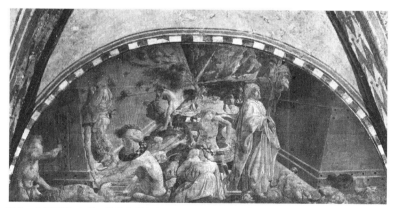

图8　在新圣母马利亚修道院的绿色回廊里，保罗·乌切洛于15世纪40年代中期创作了一幅湿壁画，画中描绘了大洪水的结局，实际上却是黑死病的情景。

---

① 保罗·乌切洛（Paolo Uccello，1397~1475年），文艺复兴早期的杰出画家，最早将透视法运用于绘画中。

他正在接受诺亚的祝福。他的手势——要让灾难停止，同时防止其再度侵袭——把这一形象打造成拯救人类于覆灭之际的大救星，而那张特征显著的脸则告诉人们他是科西莫·德·美第奇。这篇用色彩写就的宣言明确无误地传达了一个核心信息：诺亚只是执行上帝意志的工具。而减轻了天主不容置疑的愤怒，并最终将其转化为人类不配获得的恩典的那个人却是科西莫·德·美第奇。他才是真正的救赎使者，因此也是佛罗伦萨的救世主。

但是，那个之前降临人间、现在却永久终结的惩罚不是大洪水，而是黑死病。这一点不仅通过"不符合《圣经》记载"的幸存者人数，而且通过壁画左下方的那个场景表现得一清二楚，在那里，一具具尸体紧靠在一起，没有被埋葬，就像各地的瘟疫报告人在疫情最严重时所描述的那样。至于说这场灾难的受害者中甚至包括一个幼小的孩子，这很有可能反映了画家的亲身经历。此外，对面是一个骑着马的愤怒男人，手里拿着一把砍刀。这身装束的他显然是天启四骑士

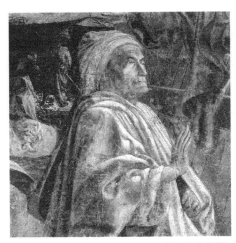

图 9　面容为科西莫·德·美第奇的伟大救世主使大规模死亡走向结束，灾难的受害者排成一排躺在地上。

之一，这些骑士除了带来战争和饥荒，还带来瘟疫。因此，这幅壁画表现的是克服充满灾难的过去，同时也展示对幸福未来的憧憬与展望。倘若佛罗伦萨人跟随科西莫这位上帝派来的指路人，那么他将在一条稳健的道路上引领他们过上一种以和平与团结为标志的和谐的尘世生活，并且——作为这种生活最精彩的结局——获得天堂的永恒幸福。

这幅驱逐瘟疫的湿壁画的创作地点恰巧就是薄伽丘《十日谈》中那些优雅的年轻人为躲避疫情而藏身的那个乡下教堂的回廊，这可能是一个巧合；但正因为如此，对于受过教育的大众来说，这座大教堂作为黑死病的纪念场所而被铭记在心，因此这幅画要传达的信息在这里必然会特别突出。

圣洛伦佐大教堂美第奇家族陵墓上方的天花板壁画也发出了与乌切洛的壁画类似的信号。这里画的是一片星光灿烂的夜空，这幅画让天文学家们至今百思不得其解。是为了让重新统一了拉丁和希腊教会的佛罗伦萨大公会议那样特别"神圣"的时刻永垂不朽？抑或（更有可能的是）要将天命，就像上帝借星辰传达的那样，非常普遍和直白地展示出来？这里的基本信息也是明确无误的：美第奇正带领佛罗伦萨走向没有瘟疫的光辉灿烂的新时代。这是一个既大胆又危险的信息，因为一旦瘟疫再次在城墙内大肆蔓延，那位自称救世主的人就将当众出丑并颜面尽失。

这座阿尔诺河畔之城的编年史记录下了 15 世纪前 30 年瘟疫暴发的通常节奏，此后这一节奏就明显放缓了。至于说1437 年导致瘟疫的真的就是耶尔森氏菌，抑或是另一种病菌，这一点并不能确定。1449/1450 年有出现疫瘤的证据，但其影响似乎被控制在了狭小的范围内。关于 1457 年的信息并不完全可靠，这些信息在香料商人卢卡·兰杜奇（Luca Landucci）的日记中没有记载，而下一次有据可查的较大规模的疫情暴发是在 1478/1479 年。由于人们认为是教宗西克斯图斯四世（Sixtus IV）① 与那不勒斯国王结盟挑起针对佛罗伦萨的战争导致了瘟疫的暴发，所以可以将瘟疫的暴发归咎于敌对势力的雇佣兵和那位遭天谴的教宗；在签订 1479 年 12 月的和平协议之后，科西莫的孙子洛伦佐·德·美第奇（Lorenzo de' Medici）甚至成了双重大救星：因为他让这个城市免受战争和瘟疫的双重灾难。

美第奇家族在 1434 年后的最初几十年里的强势地位总体上被人们接受，或至少是被动接受，这一事实除了反映当地情况的特殊性，也表明米兰的个人统治模式越来越具有吸引力。事实上，美第奇家族通过他们的一整套战略逐渐向这种模式靠拢，科西莫自 1450 年起与这个伦巴第大都市的新统治者弗朗切斯科·斯福尔扎（Francesco Sforza）② 结盟就非常清楚地证明了这一点，这让阿尔诺河畔仍然活跃着的笃信共和的反对派感到气愤和愕然。

184

阻止瘟疫扩散以及有效地进行疫情管理如何并在多大程度上加强了统治权力？这个问题并不只关涉米兰和佛罗伦萨。早在 1348 年和 1349 年，德国南部的重要城市，如纽伦堡、奥格斯堡和维尔茨堡，要么没有遭受瘟疫的侵袭，要么受侵袭程度没有那么严重。这一特殊情况对政治产生的影响如何，还鲜有研究，但我们可以认为，占据统治地位的精英们一定觉得自己得到了上天的认可。可以以此推论，在第一次黑死病暴发时侥幸逃脱噩运的布拉格也有类似的得到上天认可的感觉。

---

① 西克斯图斯四世（Sixtus IV, 1414~1484 年），又译西斯笃四世，1471 年出任教宗，他解除了对尸体解剖的禁令，出资修建了著名的西斯廷礼拜堂。

② 弗朗切斯科·斯福尔扎（Francesco Sforza, 1401~1466 年），曾为意大利雇佣兵首领，米兰公爵，开创了该家族在米兰的统治地位。

第十九章　下层社会新的自信心

瘟疫通过何种方式改变了经济、社会和政治，这一点可以很精确地加以还原。与此相反，这场大流行病给广大阶层的心理带来了哪些变化，在很大程度上还处于假设和猜测的阶段。之所以如此，最重要的原因是现存的资料只反映了精英们的精神面貌，即指引他们生活的既定立场、世界观、视野、想象力和信仰，这往往与下层社会的精神面貌相去甚远。只有在对迫害犹太人、鞭笞者游行等集体行为的描述中，我们才得以一窥普通百姓的精神世界。但当涉及这些群众运动的动机和驱动力时，文本往往都错误地夹带着精英们的看法和判断标准，譬如世俗和教会法庭的记录就反映了这一点，因为这些机构受命对此类集体行动进行调查和惩罚。因此，要说大规模死亡发生前后出现了"心理危机"，不管这样的论断是笼统的还是深入的，委婉一点讲，都很难成立。

其中一个广泛流传的论点认为，大规模死亡的恐怖导致人们对死亡，并因此对生命有了一种新的认识，从而创造了一种更深刻的信仰感，一种永久的"死亡意识"（Memento mori），一种更自觉的个人的宗教信仰。另一个完全相反却同样流行的论点则认为，那种感觉到个人的生存是多么危险、多么脆弱的经历会促生一种坚定的"及时行乐"（carpe diem）的逆反心理，即要尽可能畅快淋漓地品味短暂的人生中所能享受的一切。这两种论点都建立在当时的瘟疫报告之上，却很难找到旁证，当然也无法量化。更何况在14世纪，哪怕在"正常年代"，死亡这件事的分量也非同小可。一般来说，婴儿死亡率可能远远超过50%，在下层阶级中甚至更高，而即使度过了生命中特别危险的最初阶段，人们的平均预期寿命也几乎不可能超过30岁。所以人们并不是从1347年开始的瘟疫经历才认识和体验到人类生存的脆弱性。因此可以非常谨慎地假设，在大规模死亡期间，虽然确实出现过两种完全对立的反应，即刻骨铭心的虔诚和无节制的享乐主义，但肯定不像资料所描述的那样普遍，而且也甚少持续很久。

下面这个结论应当更可靠一些，即"上面的人"的大规模死亡在下层阶级中引发了对许多事物的全新感受：人类是平等的，精英具有脆弱性，而且他们的统治基础随时可以被撼动，佛罗伦萨的梳毛工人起义就是一个例子。那些关于普通百姓前所未有的放肆行为的报道本身虽然具有很强的主观性，因此并不能证明人们心理状态的实际变化，但由于它们如实反映了工资急剧增长、城市工作条件和农村用地条件明显改善等无可辩驳的事实，就起码说明，瘟疫的经历使下层社会变得更加自信，他们的为人处世也更加自如。

在这种背景下，15世纪意大利文化史上的一个基本特征得到了有力的佐证：这一时期的精英们想尽一切办法强调自己跟中、下层阶级的不同之处，他们标榜自己拥有更高贵的人格，着意以宫殿、别墅和礼拜堂墓穴彰显身份，精心设计充满仪式美感的日常生活，穿着优雅的服饰，使用高雅的语言，讲究精致的餐桌礼仪，在意喜怒不形于色。正是这种趋势，更确切地说是这种强化和垄断社会声望的强制做法，使得我们拥有一个被称为"文艺复兴"的历史发展阶段——回过头来看，这大概是大瘟疫中死亡面前的人人平等荡平了曾经的高贵与特权，继而又催生了新的自我意识。

在经历了瘟疫的背景下，不同阶层的自我意识在增强，表现为有宗教动机的群众运动，诸如鞭笞者的游行，以及令人震惊的反对犹太人的暴力事件。即使处于较高地位的圈子和阶层对这种运动的动机和行动影响巨大，但毫无疑问，城市和农村的下层阶级不仅在这些运动中被发动起来，而且也出于主观愿望并为了自身的利益而变得活跃。同样，在十分谨慎的前提下可以得出这样的结论：瘟疫的经历造成的结果是，所有阶层的人都越来越失去信任，因为无论是世俗还是教会的权威机构都未能对这场灾难作出确切的解释，也未能有效地组织抗疫，他们因此而失去了信誉。这种经历可能会导致人们呼唤伟大的救世主，或者激发自救的冲动。从政治上看，前一种当时可能特别有吸引力，从宗教上看，则是后一种更具有吸引力。

教会高层的态度在不经意间推动人们在灾祸即将或已经发生之际自己组织与上帝的沟通，从而获得救赎的动力。克雷芒六世因禁止把犹太人当作瘟疫的起源进行迫害而成为为数不多的几个得到启蒙运动领军人物伏尔泰认可的教宗之一，直到今天仍然享受着犹太人和基督徒的尊敬。然而，毋庸置疑的是，这种对理性的呼唤如同禁止流传甚广的鞭笞者运动一样，对广大的朴素信众来讲是恐吓、冷漠、傲慢和敌视大众的做法，所以肯定加深了教会领导层和教会信徒之间的鸿沟。教宗和教廷虽然对此作出了反应，但时间明显隔得太久。

一种缩小教会和人民之间鸿沟的有效方法是大力宣传瘟疫中的圣人，因为召唤这些上天的护卫使者以理想的方式迎合了普通民众要求进行预防和保护的诉求。这样，圣徒们就在天堂承担起跟人世间有影响力的人物相同的功能。然而，教会很迟才意识到，在疫情期间需要一个专门提供帮助的庇护人，以满足人们请求上天保护的需求。直到 15 世纪，崇拜抵御瘟疫的护卫者圣洛克（Rochus）的做法才逐渐从法国南部流行起来。2020 年突然被推到风口浪尖上的圣科罗纳（Corona）原本不属于这个圣徒圈子。根据不同的传说，她作为基督教的女信徒在皇帝马可·奥勒留（Mark Aurel）①或戴克里先

①　马可·奥勒留（Mark Aurel，121~180 年），罗马帝国最伟大的皇帝之一，161~180 年在位，曾迫害基督徒。

（Diokletian）① 的统治下殉道，但对她的崇拜总是局限于个别地区，如威尼托（Veneto）、安科纳（Ancona）周围和巴伐利亚等地，她的保护对象也仅限于屠夫、金钱和有染疫危险的牲畜。把后一种"管辖任务"扩大以后，她才成为抵御新冠病毒肺炎流行病的护卫者。

在 14 世纪晚期的英国，黑死病与大众心态之间却呈现了另一种完全不同的交叉联系。在这里，学识渊博的神学家约翰·怀克里夫（John Wyclif）从 14 世纪 70 年代起对教宗的权限进行了激烈的批评。他的攻击最终发展成对教宗制度的彻底否定和对其合法性的全面抨击，谴责教宗为敌基督者。与此同时，怀克里夫还发展了一种神学，即神圣的恩典选择与宿命的神学，它排除了教会在上帝和信众之间进行调解救赎的所有资格。英国一些教区的居民在瘟疫期间也有过类似的经历：在没有神职人员的情况下，许多权限，在极端情况下甚至连听取忏悔和赦免罪过这样的权限都被委托给普通的信众。怀克里夫激进的反教会立场显然在很大程度上迎合了民众的怨恨与诉求，就像 1381 年的大规模农民起义所证明的那样。毫无疑问，人们总是忍不住联想到其他一些事例，例如 17 世纪的清教主义也摆脱了等级森严的教会的干预，但这种联想实际上包含着极大的投机性。

疫情下的社会心理史纵有再多的零星碎片，也无法拼凑成一个完整的画面。作为一门科学的历史也应当承认无知，因为过去的历史永远也不可能完完全全地得到复原。

---

① 戴克里先（Diokletian, 244~312 年），罗马帝国皇帝，284~305 年在位，曾建立四帝共治制并迫害基督徒。

第二十章 教宗权力的丧失

与对人民心态的影响相比，瘟疫在上层阶级的精神世界和行为方式中引发的震荡和重新定位可以更准确地得到复原，原因在于相关的原始资料极为充实。这些变化在教会和信仰方面体现得尤其清晰。

早在疫情暴发之前的很长一段时间里，教会最高领袖所起的作用就已遭到知识分子和有权势者的严重质疑。首要原因在于他们敛财、炫富以及坚持教宗应拥有双重特权，即对教会的无限统治权和凌驾于基督教世界所有统治者之上的道德监督和发号施令的特权。在经历了瘟疫以后，对"教会专权"的批评呼声进一步高涨，并朝着新的方向发展，尤其是教宗本人成为批评的主要对象。克雷芒六世宣布大规模死亡的原因在于上帝高深莫测的旨意，并以此驳斥了所有将责任归咎于他本人及其前任的指责，然而托钵修会里的反对派并没有因此就停止抨击。坚信基督在人间的代表滥用了托付予他的使命，从而给基督教世界带来巨大灾难的说法赢得了日益广泛的支持。这种说法距离以下的断言不过一步之遥：教宗篡夺了实际上由所有信徒共享的权力，然后为了不光彩的目的而加以滥用。

要求对教会的"头脑与四肢"进行大刀阔斧的改革的呼声早在瘟疫之前就已出现，从 14 世纪中叶开始更是变得越来越响亮。被称为"瘟疫教宗"的克雷芒六世本人也因为大搞裙带关系和奢华的生活方式而要对此负很大的责任。1342 年，18 位枢机主教聚集在一起，目的是选他为教宗；在他 10 年的教宗任期内，克雷芒六世至少任命了 6 位家族成员为枢机主教，从而在提携亲属方面创下了新纪录，这一纪录虽然在将来还会一再迎来平手，却再也没有被刷新过。这些新的枢机主教中有

一个是他弟弟胡戈·罗伯特（Hugues Robert）。他在 1362 年
的大公会议上赢得了必要的多数票，却拒绝当选，也许是为了
不让圣座因为这种家族复辟似的登台亮相而彻底受到诋毁。8
年后，克雷芒的侄子皮埃尔·罗伯特（Pierre Robert）就没有
这样的顾虑了。他于 1370 年作为格列高利十一世登上了教宗
的宝座。这种做法让整个基督教世界都清楚地看到，人世间的
这个最高职位已经沦为一小撮与法国王室关系最密切的贵族的
玩物，这一职位不是筑基于上天的祝福，而是建立在其诅咒之
上。这样的教宗能否熄灭上帝通过第一次瘟疫流行表达的怒火
看起来非常值得怀疑。

190   1352 年初，当这位特别"世俗"的教宗克雷芒六世离开
人世时，人们对他的看法立刻表现出来。在审议他的继任者人
选时，一次不寻常的集体行动出现了。枢机主教们起草了一份
文件，其中对新教宗的教职准则进行了规范。这份首次出现的
"选举敕令"的主要受益者是其制定者，他们现在想作为合伙
人跟最高祭司一起统治教会。这类旨在实现"教权分立"，从
而使教会初步实现"宪法化"的努力并不新鲜，但在最近的瘟
疫中却获得了新的意义：根据这种"枢机主教的意识形态"，
彼得（Petrus）始终被看作使徒中的领军人物（primus inter
pares），但从未被视为他们的"君主"。如果教会回到这种
"协作模式"，那么对教宗权力的限制不仅会终结肆无忌惮的裙
带关系等丑闻，还将启动一个改革进程，能够让教会回到其神
圣的起源。这种试图将教宗跟其选民的集体意愿捆绑在一起的
做法是由一个狭隘的寡头集团从非常具体的集团利己主义出发
决定的，这一点是毫无疑问的。但是应当看到，这种集体自救
的行为也是对 1348 年的瘟疫冲击作出的反应：无所不能的教
宗都无法带来天与地之间的调和，现在却要通过让教会回归自
己根基的做法来实现。然而，在随后的四分之一个世纪里，法

国和意大利的枢机主教之间却没能实现和解。当格列高利十一世于 1377 年将教廷迁回罗马时，这种分裂加深为一种不可治愈的大裂痕。1378 年 4 月，在罗马人的压力下来自那不勒斯的乌尔班六世（Urban VI）当选为教宗后，教宗回归罗马这一事实似乎已经不可逆转。但在教会枢机团中仍然占据多数的法国枢机主教们面对这种做法以及新教宗对权力的粗暴要求并没有妥协，他们于 1378 年 8 月就宣布乌尔班六世被废黜，并选出来自他们自己圈子的克雷芒七世（Clemens VII）作为继任者和对立的教宗。然而，这新一次自救尝试并没有解决问题，而是让形势进一步恶化，因为从现在起基督教世界分化成彼此间无情争斗的两大阵营。为了弥合这种导致越来越多的信徒对教会失去信心的大分裂，双方的枢机主教于 1409 年在比萨选举了一位教宗，即亚历山大五世（Alexander V），希望他能得到普遍的认可。然而，这种做法使情况变得更加错综复杂，因为现在有三位名义上的教会最高领袖，各自均有其追随者。

上述情况证明，高级神职人员已无法自行解决教会的问题。但教会并非仅仅由枢机主教、其余各级主教和神父们组成，它也是或者说最主要是由信徒们组成的，教会要为他们铺设通往永恒幸福的道路。由于它显然不再能够做到这一点，依照让·热尔松（Jean Gerson）等主张公会议至上的权威理论家的观点，在必要的情况下应将教会的主权转交给全体基督教会众，并从那里再转到其合法代表，即诸侯和共和国执政官的手上。在大瘟疫之前，帕多瓦的马西利乌斯（Marsilius）和奥卡姆（Ockham）的威廉（Wilhelm）等神学家和哲学家已经提出过这一理论，但自从 1409 年三位教宗分裂之后，这一理论赢得了一种全新的意义和说服力。

正是本着这些理论的精神，罗马国王、后来的皇帝、查理四世的儿子西吉斯蒙德（Sigismund）① 采取了积极的行动，与西班牙、英国和法国一起在博登湖畔的小城康斯坦茨成功地召开了一次大公会议。会议于 1414 年秋天开始商讨，找到了一种既简单又激进，却能弥合教会之分裂的解决方案，即大公会议宣布自己为教会的主人，从而为自己争取到了下列权利：邀请三位相互对立的教宗，审查他们的头衔是否合法，并在必要时予以罢黜。事情还真就是这么发展的。会议任命了一个由会议本身的代表和枢机主教组成的委员会来选举一位新教宗，这位新教宗于 1417 年 11 月以马丁五世（Martin V）② 的称号走马上任。瘟疫在欧洲暴发 70 年后，教会仍未进行改革，而其最高领导层却可以说是经历了一场革命，因为马丁五世是一位仰仗大公会议恩典的教宗。这些新的权力关系以"公会议至上"理论为基础，这一理论从《圣经》里推论出全体信众的权力并用教会法律的论点加以证明：一个个体有可能犯错，而得益于上帝恩典的全体基督徒是不可能出错的。

如果把这场推翻教会领导层的行动主要归咎于黑死病，未免太过于夸张。然而，这一令人震惊的事件造成的后遗症在两个核心特征上表现得明确无误：激进地质疑传统权威和怀有强烈的自救冲动。

大公会议结束后不久即证明，康斯坦茨的解决方案引发了两大阵营之间新的严重冲突：一边是"公会议至上"精神的支持者，另一边则是不受限制的教宗特权的拥护者。从 15 世纪中叶开始，圣座又逐步成为这些争端中的胜利者。这场胜利并不是一起孤立事件。从长远来看，赞同王公和中央集权的势力

① 西吉斯蒙德（Sigismund，1368~1437 年），神圣罗马帝国皇帝（1433~1437 年在位），结束了教会的大分裂，却因为处死了神学家胡斯而引发了一场战争。

② 马丁五世（Martin V，1368~1431 年），担任教宗期间（1417~1431 年）为重振教廷而尽心竭力。

几乎在所有地方都比支持合作共治的力量更占上风，而且不仅是在诸侯或寡头集团统治的地方，在共和派统治的领土上也如此。有人认为，这种发展与大瘟疫暴发频率开始降低、防控瘟疫及心理干预手段逐步改善之间存在因果关系，这种看法固然很有诱惑力，但最终却无法得到证明。

第二十一章　人文主义者如何应对瘟疫

彼特拉克、山和瘟疫

没有哪一位欧洲人像弗朗切斯科·彼特拉克那样在其充满艺术韵味的信件中如此情深意切地谈论 1348 年的瘟疫。这些信件不只是写给信头中点名的收件人的，也是写给整个文学界的。这里仅摘录以诗句的形式所写的《致自己》（*an sich selbst*）中一个短小的精彩片段：

真悲哀呀我，都必须忍受些什么？

命运为我，还安排了哪些残酷的折磨？

我生活在一个世界正朝着它的终点疾驰飞奔的时代，

一个我周围的人，年轻人和老年人，被成群成群地抬走了的时代。

没有一处安全的地方，没有一座庇护的港湾，也没有迫切渴望的救赎的希望，能给我留下。

无论我看向哪里，都是一排排数不清的尸体，它们遮住了我的双眼。

教堂的殿堂里回荡着哀乐，到处都摆满了停尸架，高贵者们也平躺着，就在普通人的旁边。

我的灵魂思索着他们的最后时刻，我不得不算计着我生命的终点。

唉，那些亲爱的朋友，走了；那些欢快的谈笑，没了；那些朋友们的珍贵身影，去了……

帕尔开女神 ① 无情地试图扯断，要是有可能，恨不能一次就扯断生命之线……

---

① 帕尔开（Parzen），罗马神话中命运的女性化身，掌管着神和凡人的生命线，三位帕尔开分别是诺娜（Nona）、得客玛（Decima）和摩耳塔（Morta）。

> 无数的死者跌入了黑暗的塔尔塔罗斯①……
>
> 死亡征服了一切，因为它强行进入我们所有不安全的藏身之处。94

这类段落给人的印象是，这场瘟疫对写信人来说代表了一段关键的经历，是他生命中的一个转折点。将近二十年后，其结果如下：

> 当我反思人类的事业与命运，特别是人类遭遇不确定和突然而至的变化时，我发现没有什么东西比人的生命更脆弱了。我当然意识到，大自然奇迹般地为它创造的所有生物安排好了一切，其做法是，让他们对自己一无所知。除此之外我还看到，只有我们人类拥有记忆、远见和理性，但我也看到，我们精神的这些杰出天赋给我们带来了毁灭和折磨。我们一刻不停地被那些不必要的、无用的甚至有害的和致命的忧虑折磨着……没有一个能够清醒地回顾自己生活的人会否认这一事实。我们又何曾度过那么一日，平静、安详，不受焦虑和劳累影响的一日？95

194

这就是彼特拉克在其道德哲学著作《幸福与不幸的良药》（*De remediis utriusquae fortunae*）的序言中对毕生的总结——既是对自己的一生，也是对普通人的一生。该书的手稿于1366年10月完成。人，这个有缺陷的悲惨生物，处于困境时需要安慰和鼓励，就像瘟疫期间那样，但至少当

---

① 塔尔塔罗斯（Tartarus），希腊神话中"地狱"的代名词，也是一种原始的力量或神。

命运的奇思妙想把他推到天上，推到辉煌、权力和财富那里的时候，也是如此，因为他会变得过于自信并高估自己，而一旦变幻莫测的福尔图娜女神（Fortuna）[①] 将他打回原形，他就变得无奈、无助与无望。智慧的彼特拉克为自己和他人开出的相应药方是：坚定不移，毫不动摇，无论在顺境还是逆境中均保持自我。因为福尔图娜女神的背后是上帝，人必须谦卑地服从其高深莫测的劝告。

这场瘟疫似乎教导彼特拉克这位才华横溢的文学家和万众景仰的学者，要谦卑、辞让并顺从上帝的意志，并通过作为欧洲人文主义创始人的他给这一新的文化潮流打上它的印记。然而，世事一再证明，明确的结论往往是最危险的。"彼特拉克与瘟疫"这个看似已经结束的篇章其实必须再度书写。

弗朗切斯科·彼特拉克 1304 年 7 月出生于阿雷佐（Arezzo）——一座臣服于佛罗伦萨的城市，是一位受人尊敬、家境殷实的公证人的儿子，并在近 70 年后的差不多同一天于帕多瓦附近的阿尔卡（Arquà）与世长辞。在反复发生瘟疫的时代，这真可谓南山之寿了。他于少年时代跟随父亲来到阿维尼翁，因为父亲和但丁一样由于佛罗伦萨的党派斗争而被放逐出家乡。在阿维尼翁时，他在教宗宫廷的圈子里，有时也在周边的乡下积极开展大量的语言和文学活动。他用他的母语意大利语创作了挽歌体诗歌以及信件和文论，其中，他的文论坚定地以他所崇拜的西塞罗（Cicero）为典范，将拉丁语提升到了一种几个世纪以来都未曾有过的优雅境界。这些意大利语作品很早就为他赢得了一场运动的领袖声誉，而那场运动的目的是从整体上重新开发并掌握古希腊罗马的文化。作为学者和诗人的声誉可以极好地转化为事业发展的契机。因此，这位著名的文学

[①]　福尔图娜（Fortuna）为古罗马神话中的幸运女神。

家进入了教士的行列，这给他带来了极有声望、俸禄颇丰的职位，却不需要承担通常与之相应的禁欲和顺从的义务。彼特拉克还以外交官的身份为不同的主人服务，其中包括在罗马为科拉·迪·里恩佐效力，并从中受益颇多。他还始终不懈地开展工作，努力将圣座从被人憎恨和鄙视的阿维尼翁迁回罗马。

1348 年春天，彼特拉克以 43 岁的年纪——按照当年的标准已经相当高寿的年龄——在帕尔马（Parma）经历黑死病的肆虐时，回顾了他生命中的所有历程，并将疫情的经历写到了上文摘引的那封书信的感人控诉之中。为了正确理解这些"瘟疫的证词"并找到其参考的坐标，将其与他的传记联系起来是颇有帮助的。作为一位专业文学家，彼特拉克与他既崇拜又羡慕的古代先贤们进行了一场持续一生的竞争，虽然每时每刻都十分清楚，他是不可能取胜的。在这场毫无希望获胜，正因为如此却又不失刺激的竞争中，文学武器的选择是由伟大的楷模们决定的，一如那封书信中使用的比喻"塔尔塔罗斯"，彼特拉克的修辞与情绪的渲染具有高度的"古典性"。另外，自古希腊罗马以来，几乎没有哪一个欧洲人像彼特拉克那样努力将自我、自己的生活和自己的创作融汇于一个精心构思的自我形象之中。所以，他毫不间断地追求在文学上持续重塑自我，并以这些不断变换的表现形式把自己在"文学欣赏者"——文人圈子及其实力雄厚的赞助商面前展现出来。这种认定自我和夸耀自我的努力往往升华到让自己青史留名的地步。

坚定不移，毫不动摇，保持自我——彼特拉克的这三种策略在三个文学传奇的形成中表现得淋漓尽致：和劳拉的故事，所谓的攀登旺度山（Mont Ventoux）① 的体验，还有瘟疫的经

196

---

① 旺度山（Mont Ventoux），又译温度克斯山，位于法国普罗旺斯，海拔 1910 米，是凯尔特人心目中的圣山。

历。这三者彼此之间密切相关。例如，彼特拉克声称，1327年4月6日在阿维尼翁第一次看到一位美若天仙的年轻女子，芳名劳拉（Laura），此后，这位大美人给了他诗歌创作的灵感。这些诗歌既有苦涩与甜美之情，又充满了崇拜与放弃之心，最终以极度的悲哀结束，因为恰好在21年后的同一天，劳拉在阿维尼翁成为瘟疫的受害者。同时代的人就已经热烈地争论，这位名叫劳拉的女子到底是谁。曾经有段时间，某个名叫劳拉·德·萨德（Laura de Sade）的女子，即臭名昭著的萨德侯爵的女祖先，似乎在争夺这个荣誉称号的候选人中拔得了头筹，但依据目前已知的资料，可以认为这不过是一个文学上的虚构人物而已。

据称是他生平中第二大关键事件的"登顶旺度山"是黑死病文论的前奏，所以值得进行更深入详细的讨论。彼特拉克在他最著名的书信之一中是这样描述这次登山行动的：[96]"今天（1336年4月26日）我登上了这一地区的最高峰，人们恰如其分地称之为'Ventosus'，即'疾风山'的山顶……在约定好的日子里，我们（彼特拉克和他弟弟）从家里出发，在接近傍晚的时候到达了位于这座山北麓一个叫马劳塞纳（Malaucène）的地方。我们在那里待了一天，然后每个人都在一名仆人的陪同下，于今天登上了这座高山，其间经历了艰难险阻。"在前往山顶的路上，彼特拉克兄弟遇到了一位老牧羊人，他建议他们放弃这次登山活动，因为50年前他差点儿因此丢掉了自己的性命。但彼特拉克这位勇敢的徒步旅行者不会因为这样一个小小的困难而动摇："因为幸福的生活是在峰顶上，而且，正如人们所说，只有一条羊肠小道通往那里。在这之间层峦叠嶂，所以必须以勇敢的步伐从一种美德向另一种美德攀登。"这种自我激励取得了效果，他们越过了深深的沟壑和令人恐惧的山崖，攀登上了山顶。抵达山顶后，诗人引用了他带上山的奥古斯丁（Augustinus）的《忏悔录》①中一句不朽的名言：人们时而登上高山的顶峰，时而畅游五湖四海，在这一过程中却失去了自我。就是说，这次史诗般的巅峰之旅得出了这样的结论：回归自己的内心，认识到自己的渺小，胜于在浩瀚的大自然中迷失自我。

然而，种种迹象表明，彼特拉克只是在精神上攀登上了旺度山。从马劳塞纳到山顶，有 20 多公里的路程和 1565 米的海拔高度需要攀登。在没有任何路径的山区要在一天内完成往返，这在近 700 年前是不可能的。相反，登山可以理解为自我探索、自我认识和自我约束的象征。前文已说过他在旺度山通过阅读奥古斯丁的《忏悔录》而改变看法，其实这也是不可能发生的，因为在如此艰难的攀登过程中带上这本既笨又重的书根本就没有意义，除非事先已经知道里面所写的内容。但后来就出现了告别这个世界的虚假繁荣，同时也是告别壮丽无比的高山美景的那一幕，而登山的过程就变得多余了。事实上，彼特拉克早在 1336 年 4 月 26 日之前就已经从文学上拒绝了事实上他很可能几乎没有经历过的上流社会的生活，而且明确引用了教父奥古斯丁的话。

1346 年，彼特拉克再次从文学上肯定了一种强调禁欲主义的生活方式，并于第二年，即瘟疫发生前一年，在他的文论《秘密》（*Secretum meum*）中以高调蔑视红尘的口吻表述了其信仰的又一次改变。此文是虚构的奥古斯丁跟"弗朗齐斯库斯"（Franciscus）之间的对话，后者代表弗朗切斯科·彼特拉克本人。

在这种情况下，瘟疫只是再一次证实了他厌世的自我形

198

---

① 　奥古斯丁（Augustinus，354~430 年），又译希波的奥斯定，罗马帝国末期的神学家和哲学家，其《忏悔录》开创了这一文体的先河。

象："我应该从哪里开始，我应该转向何处？到处都是痛苦与恐惧……倘若不能通过哭泣或写作来宣泄痛苦，我不如干脆死去。"[97] 作者通过这一点自己揭示了诠释其文论的关键：瘟疫尽管骇人听闻，却是文学创新、自我展示和自我完善的源泉。这并非表示瘟疫的经历没有触动深刻的情感，但诗人想做的是：把它变成文学的绝响。

对生活的描述有它本身的张力，可以创造它自身的现实，并遵循其自身的目的，而这些目的都是来自实际的人生道路上的各个环节。筑基于这种方式的虚拟生活远远高于所经历的生活，同时又与之丝丝相扣。因此，这本关于如何应对幸福与灾祸的书对措辞的字斟句酌表明，在瘟疫反复出现的阴影之下，保持一种恬淡寡欲的生活方式是多么难能可贵，是多么不易，倘若能这样做的话。

对瘟疫的描述与评估当然可以从文学的角度来处理，但也可以通过具体和实实在在的方式加以利用。彼特拉克的生活有很多证据确凿的事实流传下来，所有这些事实无不证明，谨慎的生活哲理让这位人文主义者终身受用，他懂得如何巧妙地跟有权势者建立联系并借助他们的一臂之力。如果说他曾经因为支持科拉·迪·里恩佐得罪过这些有影响力的人物的话，比如强大的罗马贵族家族科隆纳，那么他知道怎样能够很快再次赢得他们的青睐。他最慷慨的保护人之一不是别人，正是教宗克雷芒六世，他为这位文人提供了丰厚的俸禄，尽管他只获得了较低的教职。

作为瘟疫的一个结果，彼特拉克甚至开发了教会里的一个财源滚滚的收入来源。当他的朋友蒂诺·达·乌尔比诺（Dino da Urbino）死于瘟疫，其高级教职空出来以后，诗人为自己申请了这一职位，并于 1348 瘟疫之年的 8 月就通过颐指气使的教宗的恩惠得到了它。

　　然而，疫情不仅让他本人的事业，也让作为一个整体的人文主义运动从中受益匪浅。大部分 14 世纪和 15 世纪的人文主义学者致力于研究人文主义知识（studia humanitatis），即拉丁文的语法、修辞、历史、史诗和道德哲学，共享某些基本信念。他们团结一致，反对僵化的教士和僧侣，因为这些人讲的是既野蛮又蹩脚的拉丁语，在神学上死钻牛角尖，还瞧不起古希腊罗马。此外，人文主义者坚信，跟他们的教会竞争者相比，他们能以更好的时代精神引领同时代人过上幸福生活。与此密切相关的是，他们坚信，跟那些不谙世事的神学家和其他幻想家，譬如占星家相比，以古希腊罗马的智慧学说和人类的健康理智为指导，可以更客观地解释人世间发生的一切："因此，我们不能被他们的欺骗行为和胡说八道迷惑。因为天上将要发生什么事情，我们根本一无所知。那些鼓吹相反看法的人，假如不是疯狂，那就只能是厚颜无耻。至于世上正在发生的事情，我们倒确实知之甚多。"[98]

　　这就意味着那些所谓的关于瘟疫原因的知识纯粹就是无知，这一点可以从彼特拉克致上帝的讲话中看到："然而，我们仍然无法理解，在整个历史长河中，为什么偏偏我们要受到如此可怕的惩罚。这当然与你缺乏正义感无关——再多我们就不知道了。因为你的智慧深度是人的思想无法企及，也无法理解的。"[99]这种看法贯穿于接下来的所有假说：如果说现在活在世上的人要比他们的祖先更糟糕，这实在不大可能；那些被瘟疫折磨的人要替后代赎罪，这无论在神学还是哲学上也都是站不住脚的。因此，瘟疫的意义还是解释不通，但因此怀疑公正的上帝那就大错特错了。在彼特拉克看来，唯一正确的做法是无知地容忍，并通过在尘世的苦难深渊里过上美好的生活换取在更好的来世中获得永生。

　　这样就总结出了反对教会霸权和追求更优越的生活哲学之

外，人文主义者的第三个共同特征：至少在比较成熟的年代可以清楚看到基督教在人文主义者身上的深刻烙印，即使他们也曾一度钟情于"异教"哲学，而且在应该从对基督教最高真理的信仰中得出哪些结论的问题上各自持有非常不同的观点。谦卑地顺从上帝的意志，这一立场在彼特拉克身上占据了上风，从而最终消解了所有理性的批判。他对古代伟大作家的态度也非常相似，如在他写给住址为冥界的西塞罗的信中所表露的那样。在文化上，他看到自己，就像他所处的跟古典时代相比已经堕落的整个时代一样，在这位无与伦比的拉丁语大师面前无比渺小，但在宗教上，他觉得自己因为天主慷慨的恩典而比历史上的种种异教徒优越得多。这也是一个无法解决的矛盾，也因此成为上帝的另一个深不可测的奥秘。彼特拉克并没有坚定的政治信念，这里指的是对共和制或君主制没有明显的偏爱，证据是他与贵族保护者有密切的关系，也曾为罗马护民官科拉·迪·里恩佐站台，又在余生中在米兰为维斯康蒂家族效力。相反，他用纯粹的道德标准，如无私与正直，来衡量政治。

201

科卢乔·萨卢塔蒂的挑衅性自我主张

对后来几代人文主义者的分析表明，他们对宗教、政治和瘟疫的态度逐渐发生了变化。对彼特拉克来说，瘟疫的经历证明，人们需要一种主要是被动的、听天由命的生活态度，而同样的经历对 1331 年或 1332 年出生在卢卡和皮斯托亚之间的托斯卡纳省，1375 年至 1406 年担任佛罗伦萨共和国文书长的科卢乔·萨卢塔蒂（Coluccio Salutati）来讲则意味着完全不同的结果。"你们的逃亡很不光彩，违背了所有的美德，它们是构成光荣和道德共存的基础。"[100] 萨卢塔蒂的这一斥责针对的是一个佛罗伦萨人，他希望通过隐居乡村来躲避瘟疫。一个好公民必须经受得住困难的考验，而不能懦弱地置他的家乡于不顾。薄伽丘在三次瘟疫浪潮暴发之前就持有相同的立场。对于萨卢塔蒂而言，一个好公民甚至必须做好准备，为他的祖国牺牲自己的生命。这尤其适用于共和国为了促进公共利益而委以各种官职的那些人。

这种严苛的义务伦理明显是参照了西塞罗的著作《论义务》（*De officiis*），但因为 14 世纪末重大危机的缘故，它又是独特的。此时的佛罗伦萨受到双重威胁：一方面是周期性暴发的瘟疫；另一方面，而且更为严重的，是米兰维斯康蒂家族的扩张主义政策，这个家族的光环在很大程度上源自他们比其他人更成功地控制住了黑死病疫情。他们的成就又归功于"领主制"这种整体上更为优越的统治形式，由此显示它是上帝决定的。

在米兰宫廷学者和佛罗伦萨人文主义者就这些基本问题进行的意识形态争论中，萨卢塔蒂是共和派战斗队的一面旗帜。他严厉谴责吉安·加莱亚佐·维斯康蒂的统治为暴政，因为它剥夺了被征服者最珍贵的东西——自由，同时剥夺的还有他们作为人的尊严。在这样一种专制统治下，没有什么鲜活的文化可以自由发展，滋生出的只能是没有创造力的狂热崇拜。萨卢塔蒂把在维斯康蒂的暴政之下卑躬屈膝的谄媚效忠与为了共和国的利益而无私奉献的理想进行了对比。依据他的同胞们的评价，同时从他可以作为客观证据的遗嘱来看，萨卢塔蒂以一种堪称典范的方式践行了这些理想。与他后来的继任者、在佛罗伦萨的财富阶层中爬得很高的列奥纳多·布鲁尼（Leonardo Bruni）不同，他没有给自己的后代留下大笔财产，这说明他在行使职权时没有中饱私囊。

萨卢塔蒂在 17 岁时就体验到 1348 年瘟疫的恐怖，对瘟疫反复暴发充满恐惧，又见证了伴随而来的国内外政治危机（萨卢塔蒂在任期内不仅经历了梳毛工起义，而且经历了一场

202

针对共和国最古老的盟友——教宗——的损失惨重的战争），这一切不仅会引起绝望和怨恨，而且也能唤醒抵抗精神。在面临绝境的情况下实现自我的大无畏态度创造了一个价值体系，将最古老的城市传统与人文主义的学术精神融会在一起。

然而，这些新形成的理想并没能持续多久。一再反复的疫情迫使佛罗伦萨的政治根据相互竞争的利益集团的需要进行调整，从而使共和派的立场化为泡影。在这种背景下，其日益强烈的激情变得越来越空洞。萨卢塔蒂之后的那位人文主义领军人物列奥纳多·布鲁尼大约出生于1370年，他在新世纪初所撰写的佛罗伦萨颂歌把对共和国的赞美——自由和正义的天堂——推向了登峰造极的地步。然而，他在后来的历史著作中对这个自由国度在形式和功能上被改造成美第奇家族的黑帮组织却只字不提。

在接下来的发展过程中，人文主义者对古希腊罗马的态度发生了根本性的变化。彼特拉克的谦卑态度在文学家和语言学家洛伦佐·瓦拉（Lorenzo Valla）①、埃内亚·西尔维奥·皮科洛米尼（Enea Silvio Piccolomini）② 身上已经没有多少踪影。他们是布鲁尼之后那一代人文主义者中的主要代表人物。在他们的作品中，五体投地的钦佩让位于一种自信的以自我为尺度，后来变成了一种越来越明显的超越古人的优越感。至于说黑死病疫情节奏明显变缓对人类和历史的这种总体上较以往乐观的看法产生了何种影响，则仍只有猜测。

---

① 洛伦佐·瓦拉（Lorenzo Valla，1407~1457年），意大利人文主义学者、雄辩家和教育家。

② 埃内亚·西尔维奥·皮科洛米尼（Enea Silvio Piccolominis，1405~1464年），著名的人文主义者和诗人，即后来的教宗庇护二世。

第二十二章　　在绘画与雕像中寻找黑死病

死亡之舞与墓碑

画家和雕塑家在 14 世纪属于工匠阶层，他们接受并执行来自上层社会和教会阶层的委托人的委约。在作画时，他们遵循对绘画的主题和形式的严格规定，这些规定在合同中书写得很清楚，包括所绘人物的细节、他们在画面中的尺寸和他们衣服的颜色。建筑师的地位要略高一些，但也要依靠富人和权贵或公共机构的委托。艺术作品必须符合这些经过公证的条件，此外还必须得到好评，如果艺术家希望得到更多委约的话。

然而，一位艺术家不管受到怎样的限制与约束，他仍然必须在其作品中展示个人的创作特点，从而比别人高出一筹，在争取委约的激烈竞争中处于有利地位。他的作品的成功取决于正确的组合：独特的元素太多会给他带来反复无常甚至是不信守合同的名声；这些元素太少，又会使他落入俗套，泯然众人。那些在瘟疫的直接或间接影响下创作的艺术作品有可能是一面双重的镜子：这些作品让人们看到，委托人是如何解释和处理这一事件的，艺术家们又是如何作出反应并进行表达的。因此，有理由认为，画家、雕塑家和建筑师在从 1347 年起不断暴发瘟疫的年代里创作的作品反映的是黑死病编年史家在其孜孜不倦的观察中所总结出的那些东西：一方面是更多的虔诚，更强烈地寻求代祷和保护；另一方面则是更多的生活情趣、肉欲和"世俗性"。

这种预判影响着人们对大瘟疫后的艺术品和艺术家的理解。人们认为，阴森恐怖的场景在艺术品中普遍流行反映了瘟疫造成的毁灭性后果，这主要表现在"死亡之舞"（danse macabre）这样的绘画体裁以及墓碑的设计方面。因为在法国、英国和西班牙，身份高贵的死者在他们最后的安息之地不仅可能被描绘成从容自如地期待着救赎，还可能被描绘成死无完尸的状态，而且后一种做法越来越常见。毫无疑问，画中着意刻画令人作呕的腐烂尸体会引发恐惧，其目的是让人更谦卑，更弃绝世俗，更信任上帝，这也是神学家们因瘟疫的教训而提倡的一种态度。

然而，这种说教式的转折是否真的可以归结为疫情期间死亡的"胜利"，还很难确认。一方面，这个转变直到 15 世纪才实现，就是说跟 1348 年的最初冲击间隔了相当长的时间；另一方面，它与新的神学潮流密切相关，这股新思潮鼓励一种新的虔敬，即在追随基督的道路上，在道德方面对自己的行为负责。这同样适用于湿壁画和书中的插图，它们将死亡的胜利描绘成骷髅人跟所有阶层人士——上至教宗和皇帝，下至乞丐——翩翩起舞的场景。"死亡之舞"意在提醒人们，死亡面前人人平等。虽然这也是瘟疫教育中的一个道德教训，目的在于引导人们过上更好的生活，但这种类型的造型是 15 世纪下半叶以后才开始流行的，而且是在中欧和北欧，并非在意大利。要在意大利寻找对瘟疫造成的大规模死亡的反思，就和在阿尔卑斯山以北地区一样困难。

比萨洗礼堂墓园里题为《死亡之胜利》（*Triumph des Todes*）的湿壁画堪称西方艺术中最著名的死亡绘画之一。这幅画在很长时间里一直被认为是表现 1347/1348 年瘟疫的经典之作，但今天却被认为是在疫情发生之前所作。这幅画描述的虽然是死亡，但指的是"好好地死去"的艺术，这种死法需要在之前长期为死亡作好准备。四种不同的场景分别描绘了成功与失败的不同做法。第一幕场景里，那些在旷野的隐士告诉人们，虔诚的基督徒是如何在生命进行之中为自己不可避免的结局作好准备的。与此形成鲜明对照的是第二幕场景：一个优雅的宫廷社会陶醉于稍纵即逝的红尘中的骄奢淫逸。第三幕场景

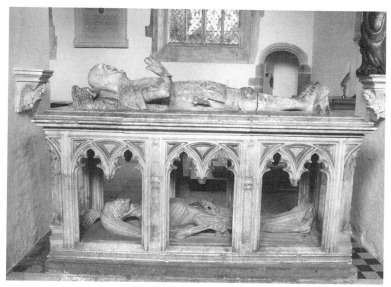

图 10　约翰·费萨兰斯（John Fitzalans），阿伦德尔（Arundel）第 14 代伯爵，英国指挥官，1435 年在百年战争的一场战役中因伤致死，时年 27 岁。他的坟墓以两种不同形式表现其形象：石棺上面是身着全副盔甲的他在祈祷，下面则是一具腐烂的尸体。这类造型与说教的功能有关：观看者不仅应该为死者，也要为自己的救赎祈祷。这种在 15 世纪深受欢迎的可怕造型是否跟黑死病的经历有关，并没有定论。

则将这两种态度融汇在一起。骑马郊游的尊贵骑手们遇到了三口敞开的棺材，里面装着处于不同腐烂阶段的死尸。一位隐士向他们解释了这种现象的含义：在不久的将来也会轮到你们走到这一步，所以要利用好你们还能拥有的时间，好好悔改，并在最后的审判中接受仁慈的判决！在第四幕场景中，一群乞丐徒劳地朝着对他们不屑一顾的死神发出诅咒。这本身就跟瘟疫流行期间的实际情况相矛盾：对那些在贫民窟里拥挤在一起生活或只能在街头风餐露宿的人来讲，生存的机会几乎等于零。画家布法马可——作为一个声名狼藉的小丑和恶作剧者，甚至可以说作为一名行为艺术家继续活在许多作品里——创作的这幅湿壁画形象地说明了另一个深刻的道理。这一道理在同时代

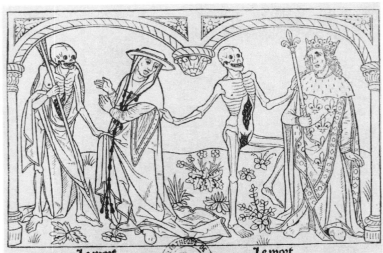

Le mort
Vous faictez lef bay se sembl
Cardinal: sus legierement:
Suiuons les autres tous enseb:
Rien ny vault esbaissement,
Vous auez vescu haultement.
Et en honneur a grant deuis:
Prenez en gre lesbatement.
En grant honneur se pert laduis
Le cardinal
Jay bien cause de mesbait
Quant ie me voy de cy pres pris.
La mort mest venuee assallir:
Plus ne vestiray vert ne gris.
Chapeau rouge chappe de pris
Me fault laisser a grant destresse:
Je ne lanoye pas apris.
Toute ioye fine en tristesse.

Le mort
Venes noble roy couronne
Renomme de force et de proesse:
Jadis fustez enuironne
De grant popez: de grat noblesse
Mais maintenat toute haultesse
Laisseres: vous nestes pas seul.
Peu autres de vostre richesse.
Le plus riche na qun linceul,
Le roy
Je nay point apris a danser
A danse et note si sauuage
Las: on peut veoir et penser
Que vault orgueil force lignage,
Mort destruit tout: cest son vsage:
Aussi tost le grant que le maindre.
Qui moins se prise plus est sage,
En la fin fault deuenir cendre:

图 11　在法国这幅创作于 1485 年的死亡之舞绘画中，半身腐烂、五脏六腑已突出到体外的死神邀请一位枢机主教和一位国王跳最后一轮舞蹈。他在讥讽地说"我可以邀请你吗"时的评论是：即使是富人也只有唯一的一块裹尸布。

的瘟疫报告中几乎没人提起，在次经《便西拉智训》（*Jesus Sirach*）第 41 章中却被总结出来，而且普遍适用：死亡对富豪和美女而言有多痛苦，对穷人和被剥夺权利的人而言就有多甜蜜。

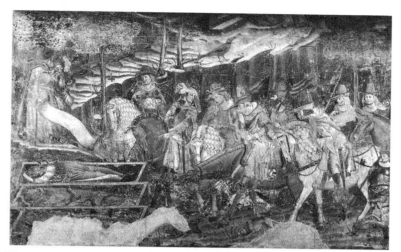

图12 这幅比萨洗礼堂墓园的湿壁画由布纳米科·布法马可（Buonamico Buffalmacco）于大瘟疫发生前几年绘制，并不是表现死亡的胜利，而是要指导人们"好好地死去"，它让行将就木的人与上帝和解。为此，一位隐士指着三口敞开的棺材，让一群骑在马背上的人看到人的身体在死后腐烂的情况：世界上的功名就是这样消逝的。

　　在佛罗伦萨圣十字大教堂的一幅湿壁画的残迹中可以看到非常类似的场景，这些场景被认为是画家奥卡尼亚（Orcagna）创作的。这幅湿壁画几乎可以肯定是在1348年的瘟疫之后绘制的，也同样以《死亡之胜利》为题，尽管用"惩罚死后的恶人"来命名实际上应该更确切一些。这幅画非常注重令人毛骨悚然的细节，表现被松绑后在折磨作恶者的魔鬼，还有一群瞎了眼睛和瘸了腿的可怜虫，这些人诅咒正在消失的死神，因为它在作出不可捉摸的决定时忘记把他们从世俗生活的痛苦中解救出来。对被诅咒者痛苦挣扎的地狱所作的描述是这幅绘画遗失的一个部分，其中描画了在最后审判中的基督：作为世界审判者的他把一些人叫到天堂的极乐世界，把另一些人扔进地狱的火焰中。佛罗伦萨新圣母马利亚大教堂斯特罗齐祈祷室（Strozzi-Kappele）里的一组湿壁画同样是1348年第

209

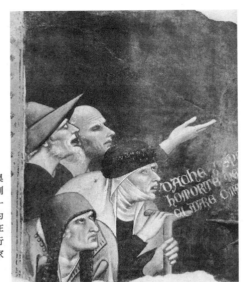

图13　佛罗伦萨圣十字大教堂奥卡尼亚描画最后审判的湿壁画只剩下残部可以看到。尚存的场景之一是贫病交加的人在诅咒死神，因为它偏爱美女和富人而鄙视他们。在这幅画卷创作完以后的大瘟疫流行时期，情况恰恰相反：乞丐和无家可归者几乎没有任何生存的机会。

一波瘟疫过后几年绘制的，该画除了地狱和天堂，还为死者添加了第三个去处——炼狱。这种对最后审判的描绘是否像人们经常猜测的那样，在大规模死亡发生之后受到广泛欢迎，很难用数据来衡量。绘画的统计数字说服力有限，因为在经历了很多个世纪以后，画作的损失太大。从心理学的角度看，这一体裁越来越受欢迎是可以理解的，不过这也可能是21世纪的一种误解。

人们认为新圣母马利亚大教堂里的湿壁画是由奥卡尼亚的兄弟纳尔多·迪·乔内（Nardo di Cione）创作的，它们以静态排列方式展示了死后完全不同的存在形式：天堂里静谧安详的圣景，炼狱入口处躁动不安的驻足，以及作为堕落的最终状态的地狱里无边无尽的苦难。如果把这些壁垒森严的等级分层与之前的流行病经历联系在一起，那么这些湿壁画表现的就是与其完全相反的画面，这些画面在回顾连续不断的大批死亡时恢复了丢失的尊严并否定了死亡时的人人平等，从而让人舒心、释怀：即使在同一天有成千上万的人死去，他们之后所走的路也截然不同。这时瘟疫本身变成了最后一次考验，有些人经受得起，有些人却经受不起。也就是说，瘟疫绝不仅仅是上帝的惩罚，而且也是上帝的祝福。最后的审判——对许多人来讲它随着瘟疫的降临已经昭告天下——可以开始了。

在经历了严重危机造成的动荡之后，人们在一个所谓更好的、在当时不容置疑的传统中寻求支撑点与方向，以便能够忘记他们所经历的恐怖事件，同时忘却他们自己的内疚。这似乎是一种历史常态，譬如 1945 年后的德国。这类反应在大瘟疫过后也可以观察到，却不宜过于笼统地一概而论。毕竟普通人作出的得到实证的反应完全相反：传统的权威受到质疑，积极的自我救助受到尊重。然而，就斯特罗齐家族及其祈祷室而言，类似这样的安抚作用是有据可查的。

通过贸易和银行业务发家致富的斯特罗齐家族在 1348 年以前的几十年里就属于佛罗伦萨寡头政治的最核心圈子。这一点从他们担任共和国领导职务的频率就可以看出。这一家族在 1348 年的疫情中也不得不付出代价。作为其主要核心家庭首领的雅各布·斯特罗齐（Jacopo Strozzi）死于黑死病。他被安葬在祈祷室里，那里的湿壁画上有天堂、炼狱和地狱，跟他在一起的还有后来去世的亲属。他们希望在这里就像活着时在自家的宫殿里一样，只跟自家人在一起，因为有这样一种流传甚广但在神学上却备受质疑的信念认为：死者在最后的审判到来之前想跟自家人在一起，不应该允许外来人作为麻烦制造者侵入他们在世间的最后安息之地，特别是因为他们的骨头散发着不同的气味。因此，祈祷室里的绘画所要传达的最基本信息是，雅各布和其他家庭成员一样，在最后的审判后，欢欣鼓舞地加入了受到祝福的一方。这就意味着，即使在疫情过后，上

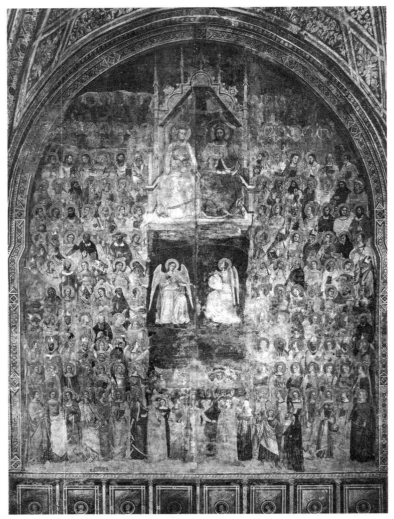

图 14　在新圣母马利亚大教堂斯特罗齐祈祷室里，纳尔多·迪·乔内于 1354 年至 1357 年绘制了《最后的审判》。他的湿壁画清楚地表明，死后的生活与现实世界的一样不平等。这幅湿壁画的这一局部显示，那些得到救赎者被明确地按照功绩的大小进行分级。

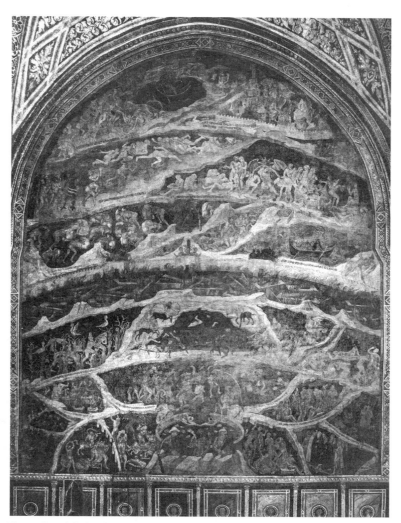

图15 与天堂的幸福相对应的是那些被诅咒者的痛苦，他们也根据其罪行的严重程度被发配到地狱的各个圈子里。

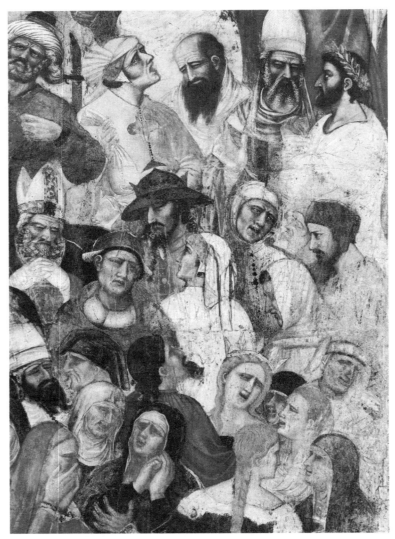

图 16　所以，在天堂和地狱里都保持着严格的等级制度。对像斯特罗齐家族那样的有产阶级来讲，这是面对瘟疫造成的大规模死亡时的一点安慰。然而，这种在永恒中的新秩序与活在世上时的秩序并不相同——在被诅咒的人群中也有世俗社会和教会的达官贵人。

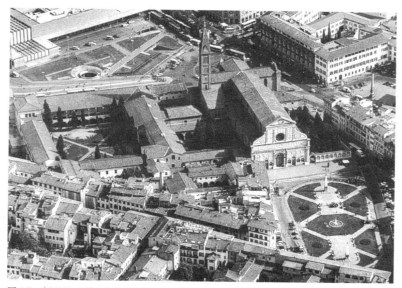

图 17　新圣母马利亚大教堂和修道院鸟瞰图：在这里，那几位充满生活情趣的年轻女郎和小伙子决定躲避瘟疫；在这里，瘟疫平息后他们再次分手；在这里，以绘画的形式反思恐惧进行得最为深刻。

层依旧是上层，无论是在尘世还是永恒的生活当中。这种确定性也许由于大规模的死亡而暂时被撼动过，尤其是这种死亡硬要把人搞得个个平等，而平头百姓们在大规模死亡过后作出了种种狂妄举动。但在这里，秩序得到了彻底的恢复，而且将会万世永恒。即使还将发生巨大的冲击，也不可能有任何改变。不同社会阶层从瘟疫中得出的结论是相互对立的。对于普通人来说可能是这样的结论："现在百无禁忌。"与此相反，那些地位稳定的阶层肯定会认为：要回到过去的那些静好岁月。这一精神在斯特罗齐家族的陵墓中得到了体现。

　　安德烈亚·迪·博奈乌托（Andrea di Bonaiuto，又名Andrea da Firenze，即佛罗伦萨的安德烈亚）从 1365 年起绘于新圣母马利亚大教堂旁修道院内西班牙祈祷室的湿壁画也

216

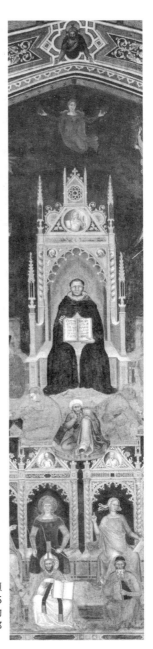

图 18　在新圣母马利亚修道院西班牙祈祷室里，安德烈亚·迪·博奈乌托，人称佛罗伦萨的安德烈亚，在 1365年至 1368 年绘制了多明我会凯旋图，该教堂和修道院均属于该会。在西面墙上的壁画上，圣托马斯·冯·阿奎那（Thomas von Aquin）战胜了异端分子。

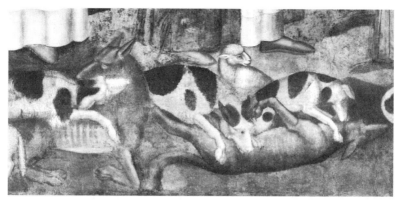

图19　新圣母马利亚修院西班牙祈祷室的另一面墙上，宣道兄弟会发挥的有益作用通过黑白毛色的狗，即所谓"主的看守犬"（domini canes）来表现。

宣告了相同的信息。这座教堂和修道院均属于有产阶级最喜欢的教团——多明我会。作为有学问的神学家和善于雄辩的传教士，多明我会的门徒经常以异端裁判所审判官的身份，即正统的信仰监护人的身份四处活动，在佛罗伦萨也是如此。这种监督，包括其监督的整个范围，构成这些绘画的主题。在这些作品中，多明我会修士被描绘成"domini canes"——"主的看守犬"，即真正教义的守护犬。它们有着与该教团的服饰相呼应的黑、白色相间的皮毛，抚慰和奉承好人。教团的杰出成员在好人中占据着重要位置，并围剿那些坏人，即旧时代和近现代那些最危险的持异端邪说者。但傲视群雄的人物是托马斯·阿奎那，那位神圣的教会理论大家，最为著名的多明我会修士。他在西面的墙上正襟危坐于一个富丽堂皇的神龛里，透露着《圣经》权威诠释者说一不二的全部威严，也就是整个基督教教义的威严。他远远凌驾于所有其他圣徒之上，甚至在使徒之首彼得和外邦人的使徒保罗之上。在托马斯·阿奎那的精神威严面前，那些异端分子龟缩成为微不足道的可怜虫，眼看着所有异端邪说即将终结，随之而来的将是神

学上的持久和平。在祈祷室的天花板上，有四幅湿壁画宣告在
危机时刻也有同样令人放心的确定性。在一个场景中，基督于
暴风雨中在海上行驶，让门徒们感到害怕，直到他在水上信步
游走，从而证实了他是上帝之子——一个表现困境中的沮丧和
安慰的寓言。接下来关于复活的场景表述的也是同样的道理，
从而圆了上帝之子道成肉身的说法。现在，是开始最后审判的
时刻了，那些顺从"主的看守犬"的人可以以谦卑和平静的心
情期待最后的判决。

　　然而，14 世纪 60 年代，在佛罗伦萨的观察家也可以把
拒绝和羞辱异教徒的场景直接跟当时的情形联系起来进行解
读，因为"ammonizioni"的时代，即"警告"政治上的嫌疑
人——换句话说就是共和国的异见人士——的时代现在已经来
临。从这个角度来看，多明我会修士所捍卫的良好秩序不仅与
教会的纯正教义，而且跟旧的精英阶层的统治地位是一致的，
这一阶层在瘟疫过后那段天翻地覆的时期里一直艰难地维护着
这种统治权。

吉贝尔蒂与几乎毁灭的佛罗伦萨

　　1400 年，这场大瘟疫再次袭击了佛罗伦萨，不仅造成了
极大的破坏，而且发生在政治上最不凑巧的节骨眼上。阿尔诺
河畔的这座城市眼看着自己受到实力超强的米兰的威胁，它
的陷落似乎也就是几个月内的事。科卢乔·萨卢塔蒂，这位共
和国善于雄辩的文书长，写下了措辞强烈的檄文，反对似乎不
可避免的投降。视觉艺术也应当在这座疲惫不堪的城市里发
挥作用，强化爱国主义思想，提升人们的勇气和鼓励作出牺
牲。但这里要讲述的那项委约首先是一个誓言：坚信瘟疫终将
结束。

　　出于这一目的，卡利马拉行会（Arte di Calimala），即

富有的纺织品生产商和批发商行会，宣布为佛罗伦萨洗礼堂新的青铜门举行设计竞标活动。这次竞标活动开了此类活动的先河，所有在艺术界有头有脸的人物都参与其中。两件试作进入最后一轮：其中一件出自 24 岁的金匠、雕塑家和后来的明星建筑师菲利波·布鲁内莱斯基（Filippo Brunelleschi）之手；另一件则由比布鲁内莱斯基小一岁的金匠洛伦佐·吉贝尔蒂（Lorenzo Ghiberti）设计，他为了躲避瘟疫逃到了里米尼（Rimini）。评审团经过深入讨论，最终将大奖授予了吉贝尔蒂；1403 年 11 月跟吉贝尔蒂签订了一份合同，该合同保证他只要为重建青铜门的项目工作，就能得到很高的报酬。这项工作最终持续了 20 年之久；1424 年 4 月，这扇有 28 个浮雕场景的大门揭幕。

218

所有候选人必须提交的试作以亚伯拉罕（Abraham）要杀死儿子以撒（Isaak）作为祭神的贡品却在最后一刻被阻止为主题，就像《摩西五经》第 1 卷第 22 章中所叙述的那样。吉贝尔蒂将这一命题概括为两个戏剧性的场景。首先显示亚伯拉罕把他的儿子放在一头驴子上，准备启程去献祭的地方。在这个过程中，有一种令人不安的眼神交流：以撒对这次出行的目的一无所知，他极其紧张地注视着亚伯拉罕的脸，似乎要探寻他父亲的意图是否真诚。

根据《圣经》的叙述，亚伯拉罕随后建造了一座祭坛，在上面堆上木头，捆住他的儿子，把他放在上面。对于第二个场景，吉贝尔蒂进行了相当大的自由发挥：他没有展示以撒伸展四肢平躺在屠宰台上任人宰割，而是像一个健美有如运动员的年轻英雄那样跪在祭坛上。他肌肉发达的上半身有力地向后仰，试图以这种方式躲避他父亲的屠刀。头发卷曲的头部倔强地向后甩去，朝向天空，那里，天使飘然而至，伸出祝福的手阻止了这起残酷事件的发生。天使来得一点也不早，因为面无

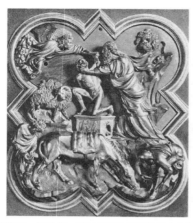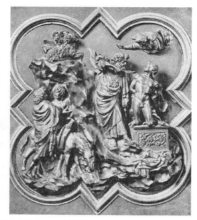

图20 洛伦佐·吉贝尔蒂的浮雕试样（右）赢下了佛罗伦萨洗礼堂新青铜门的竞标大赛，因为与他的竞争对手布鲁内莱斯基的作品（左）相比，它把核心场景——父亲亚伯拉罕献祭以撒，在最后一刻被天使阻止——表现得更具有戏剧性、更扣人心弦。正因为如此，受到黑死病大流行影响的佛罗伦萨人更容易认同这个勇敢的男孩。

表情的亚伯拉罕已经非常有力地挥动他持刀的手臂，他袍子的袖口向上飘动——朝着将替代以撒作为祭品的公羊的方向。

　　这个戏剧性的场景以令人无法抗拒的手法将观看者吸引到奋力进行反抗的以撒的一边。因此，人们不由自主地同情以撒在刀刃临近时的动作，与他一起受苦，分享他的命运，并对一个父亲感到愤怒——他盲目地准备实施这样一个不人道和荒谬的命令。倘若从历史关联的角度加以解读，那么这件引起强烈共鸣的青铜浮雕传达的是这样一个信息：命运帮助勇敢的人抗击外来的专制者，同时也是抗击黑死病的破坏性力量，这扇青铜门的存在价值要归功于抵抗瘟疫。这样来看，角色的分配一清二楚：以撒是佛罗伦萨，在1401年，没有哪一个政治观察家会为这座城市押上任何赌注；而亚伯拉罕代表着实力强悍的米兰及其"暴君"吉安·加莱亚佐·维斯康蒂。后者在第二年就突然去世，年仅51岁，根据今天的诊断他更有可能死于疟疾，而不是像佛罗伦萨人所相信或希望的那样死于一场后来

219

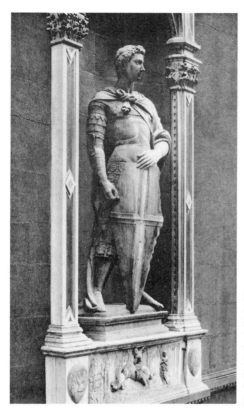

图 21 多纳泰罗（Donatello）早期创作的这尊雕像标志着一个全新的、乐观的人类形象进入了雕塑艺术。在这尊雕塑中，贵族骑士乔治（Georg）在他的脚下征服了龙，他以自豪的克制力表明，随时准备保护佛罗伦萨不受新的灾害的侵犯。大规模死亡的经历使尘世的美好在艺术中得到了升华。

突发的黑死病。从事后来看，他的死赋予吉贝尔蒂的表现手法——将《圣经》和当代事件有机地结合在一起——以极其强烈的现实感的印记。

抵抗一种似乎无法战胜的命运，就像吉贝尔蒂这幅早期杰作以令人难忘的方式所表现的那样，就是抵抗所有剥夺人的自决权、使人屈服的力量。因此，这件青铜浮雕所传达的信息与科卢乔·萨卢塔蒂斗志昂扬的共和主义宣言、列奥纳多·布鲁尼颂扬佛罗伦萨是自由和正义之天堂的赞歌有着异曲同工之妙，尽管可以排除年轻的金匠吉贝尔蒂曾经读过这些深奥的拉

220

丁语文本的可能性。

221　　这同样适用于比他年轻 8 岁的雕塑家同行多纳泰罗，他来自一个几乎完全"没有受过教育"的下层社会环境，却在 10 年后以雕塑艺术形式创造了大卫和圣乔治这两个与洗礼堂大门上的以撒相呼应的形象：自信的年轻男子，满怀付诸行动的冲动。尤其那个好不容易才克制住攻击性的大卫，就像取自日常生活那般鲜活。

　　在阿尔诺河畔艺术风格转型的这几十年里，是不是有一种重新审视生存的态度占据了上风？人们是否充满了乐观的情绪，并在渴望万象更新的愿望驱使下，敢于试验，充满希望，相信未来？倘若考察书面的历史材料，那么我们得出的印象正好相反：在瘟疫首次出现后的半个世纪里，抵制权威、叛逆和自助的精神在很大范围内已经不见了踪影。在此期间，这些感情上的冲动早已消失殆尽，原因是重新坐稳了江山的上层阶级进行了疯狂的反扑，还有周而复始的大规模死亡发生。走向衰落的气氛，面对衰败的哀叹，对下一次灾难来临的恐惧以及听天由命的情绪占据了上风。像科西莫·德·美第奇那样自诩为救世主的人物正春风得意。

　　"文艺复兴"，一场被视为新兴人类从整体上觉醒从而迈向一个美好新世界的运动，是历史学家的一个发明，他们将艺术作品传达的信息跟同时代人的生活态度等同起来。恰恰相反，文献中明显可以看到完全不一样的情形。只有少数由学者、作家和艺术家组成的知识分子和艺术精英形成了一种对人类本身，对人类在上帝恩典的帮助下向善向美、不断完善自我的能力相对乐观的看法。然而，对于大多数所谓的"文艺复兴人士"来讲，在一个前途黯淡、始终没有安全感的世界上，占据支配地位的仍是恐惧、痛苦、饥饿，还有对美好来世的希望。在这种背景下，有权势者开始通过新的美轮美奂的图像产生的力量来巩固他们的统治地位；而那些为他们服务的艺术家则通过对艺术手法的革命性扩展，尤其是用新开发的透视法勾勒一种生活态度，这种生活态度也是对瘟疫造成的巨大破坏所作的反应，而且应当在人文主义的精英文化中继续向前发展。

第二十三章 瘟疫之子：圣女与资本家

锡耶纳的卡特丽娜：一个女人在疫情下的生活

这场瘟疫造成的冲击和动荡可以开启之前无法通行的道路。在遥远的 10 世纪曾经有一段"色情当道"的时期，当时罗马的贵族妇女让她们的情人和儿子晋升到教宗的行列，之后妇女在教廷事务中就几乎没再发挥什么作用。400 多年后，这种情况突然间发生了根本性的改变。瑞典高级女贵族、通过她母亲与瑞典王室沾亲的比尔吉塔（Birgitta）在这场大瘟疫暴发前已经以一个重要的政治女谋士的身份登上了祖国的政治舞台。她有足够的自信来抨击教宗克雷芒六世并告诫他应当重回罗马。1349 年正值欧洲疫情最严重的时候，她本人迁居罗马，在那里为建立修道院和成立教团发挥了作用。她还试图通过与皇帝和教宗通信影响重大的（教会）政策。她的做法不仅得到了支持，而且赢得了广泛的尊重。比尔吉塔在 1391 年被教宗卜尼法斯九世——罗马和阿维尼翁分裂期间的第二位罗马教宗——封为圣女，就充分体现了人们的崇高敬意，而当时距离她去世还不足 20 年。事实上，比尔吉塔的未来蓝图和各种呼声能对权贵们产生影响，当然跟她出身高贵不无关系，但"瘟疫的因素"可能也起了作用。在经历了如此严重的冲击，包括对最高权威的冲击以后，人们无疑已经作好了准备，听取并接受发自非同寻常之口的救赎声音。

与之相比，卡特丽娜·迪·雅各布·迪·贝宁卡萨（Caterina di Jacopo di Benincasa）的生涯则毫无疑问地只能用瘟疫造成的动荡来解释。她大约出生于 1347 年，即瘟疫暴发前一年，是锡耶纳一个染坊工人 25 个孩子中较小的一个，也就是说她生活在一个很难有机会在瘟疫的蹂躏下生存下来的社会环境中。身为一个普通工匠的女儿，卡特丽娜没有任何接受高等教育的可能。因此，她的写作水平非常有限，而且从未学过文人语言——拉丁语。然而，当她于1380年早逝时，她已是肩负上帝使命、替有权势者出谋划策的名流，并且作为一位享有圣誉的远见卓识的女性而流芳人世。她留下了一份口述的《关于神的旨意之对话》（*Dialog über die göttliche Vorsehung*）以及近400封信件，其中有不少是写给教宗和世俗统治者的。

1461年，教宗庇护二世（Pius II）将这位染匠的女儿封为圣徒。这是教宗赠送给自己的贵族家庭祖籍地锡耶纳的礼物，目的是根据对等原则开展一场交易：这次封圣有助于提高锡耶纳的城市声誉，作为回报，庇护二世期望当时被排斥在权力之外的锡耶纳贵族能够获得更多的权利。因此，这位圣女的身后事与当时的政治交易紧密地交织在一起。

卡特丽娜的有生之年也与政治紧密相连。她那毫不动摇的自我意识和使命感在对四重天职的信念中得到了升华：将教会作为一个整体进行革新，发动对圣地的"异教徒"的十字军东征，将教宗迎回罗马，最后是在教会分裂成一个罗马教宗和一个阿维尼翁教宗之后，重新证明基督在人世间的真正代表具有合法性，从而把基督教从"谁能提供永恒的救赎"这一令人痛苦的不确定性中解救出来。

这种自我赋予的使命基于对自己是"被拣选之人"的觉悟，这种觉悟在瘟疫后的一个世纪里变得越来越明显。据说加里斯都三世博尔吉亚（Calixtus III Borgia）[1]、庇护二世皮科洛米尼（Pius II Piccolomini）[2]和西克斯图斯四世德拉·罗

---

[1]　加里斯都三世博尔吉亚（Calixtus III Borgia，1378~1458年），又译嘉礼三世，第一位西班牙籍教宗，1455~1458年在位。

[2]　庇护二世皮科洛米尼（Pius II Piccolomini，1405~1464年），人文主义学者、诗人、历史学家，著作等身，1458~1464年任教宗。

维雷（Sixtus IV della Rovere）①等教宗在年轻时都曾被预言要当教宗，而且最好是由后来被封圣之人预言。以加里斯都三世为例，作出预言的是多明我会忏悔教士维森特·费雷尔（Vicente Ferrer）。坚信天意能够开辟非同寻常的道路，甚至将那些出生后并非命中注定要高升的人擢升到最高的地位，这

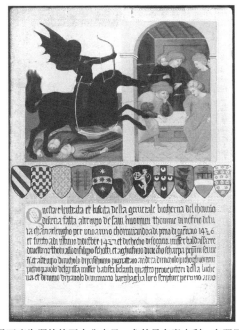

图22　直接以黑死病为题的绘画十分少见，尤其是在意大利，在那里几乎找不到以大规模死亡的恐怖为主题的艺术作品。一个例外情况是乔万尼·迪·保罗（Giovanni di Paolo）②的画作，该作品用一个长着翅膀、骑在一匹黑马上的黑色骑士来象征瘟疫，他开弓射出致命的箭矢。从付款台旁的人物可以看出，这幅画于1437年的作品是一本登记簿的封面，锡耶纳共和国的税务机关在里面记录该国因瘟疫而严重减少的收入。在装饰这一场景的纹章中可以看到皮科洛米尼家族（Piccolomini）的半月形纹章。

---

① 西克斯图斯四世德拉·罗维雷（Sixtus IV della Rovere，1414~1484年），
　　1471~1484年在位。

② 乔万尼·迪·保罗（Giovanni di Paolo，1403~1482年），意大利文艺复兴时期画家，锡耶纳画派的主要代表人物。

种信念在当时可能因为疫情造成的后果已经广泛传播并深入人心，因为疫情让许多人意想不到地攀上了高位。当然，这种"拣选"的意旨必须在生命的各个阶段通过进一步的征兆和考验来证实；锡耶纳的卡特丽娜的生活经历在这两方面都丰富多彩。

关于她的生平事迹有四种完全不同的资料来源。叙述最为详细的是《伟大的圣徒传奇》（*Legenda maior*）。正如标题所示，这并非一部简单的传记，而是一部在她死后写成的圣徒传，即一部圣徒的历史。该书从她毋庸置疑的圣洁出发，并将此作为她未来被封为圣女的基础。此外，书中还有卡特丽娜自己的作品，特别是她本人的信件，这些信件提供了关于她生命中重要阶段的信息以及第三方关于她的证明材料，这些材料大部分也都是当作封圣的材料收集起来的。最后还有关于旅行、居住以及与有影响力的人物进行对话的朴实记载。这些流传下来的材料中绝大部分都是"传说"。因此，虽然不可能重新还

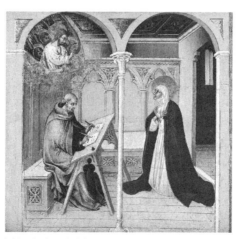

图 23　锡耶纳的卡特丽娜在口述她的主要神学作品《对话》（*Dialogo*）。她的同胞乔万尼·迪·保罗于 1461 年描绘了这位据说连续几次征服了瘟疫的染匠女儿。画面中卡特丽娜头顶"圣女"的光环，这是教宗庇护二世皮科洛米尼于同一年通过封圣授予她的。

原这位圣女完全真实的生平，却可以理解一个中下层女子如何能够成为一个受人尊敬的神秘主义者，一个创造奇迹的人，一个欧洲政治的女谋士，说到底就是如何成为一位圣女。

按照《伟大的圣徒传奇》的说法，这一切很早就显露了端倪：还在 6 岁的稚嫩年纪时，她已经看到基督显现，随后发誓要过苦行僧的生活。一个女神秘主义者在锡耶纳的工匠区长大的传说很快便流传开来，因为卡特丽娜滔滔不绝地讲述她的精神体验，而且用的是普通百姓的引人入胜的语言。很快就有一大拨人聚集在她和"她的家庭"周围，人们把她称作"妈妈"，而且她很早就加入了多明我会第三会普通信徒教团，这本来是为身份尊贵的寡妇们专门设立的。她的人气圈子引起了教会高层的重视。卡特丽娜因此被邀请前往多明我会的一个教团修士会，该机构批准了她的教义——博爱、忏悔、对教宗的信任，但同时又试图通过指派一名"精神导师"对她进行控制。多明我会修士雷蒙多·达·卡普亚（Raimondo da Capua）受命担任这一职务，他从现在起以她的庇护人和"经纪人"的身份发挥作用，后来成为她的传记作者。雷蒙多介绍并安排她跟上级教会当局进行接触，所以卡特丽娜从 1370 年起开始了她的政治生涯。这位来自锡耶纳的普通女信徒写信给教宗格列高利十一世，鼓动他发动"十字军东征"并迁回罗马，教宗还回复了她。

这就意味着，教会领导层认识到这位口若悬河的非专业传道女子对他们来讲有利用价值。他们给她的任务是：为教宗和教会撰写一份内容广泛的祈祷书。这标志着一个利益共同体，实际上是一个名副其实的共生体的形成。当这位教宗在罗马短暂停留又回到罗讷河畔时，卡特丽娜也去了那里，并严厉责备了他。此后一段时间，她在教廷成为不受欢迎的人。

然而，如果相信她的传记作者雷蒙多所写的虔诚证词，那

么在这之前不久，即 1374 年，卡特丽娜在锡耶纳经受住了
"战火"的实际考验，更准确地说是黑死病的考验，而且不止
一次："这位心怀天主的年轻圣女来到病人面前，命令高烧和
黑死病消失。在没有对身体实施任何治疗措施的情况下，这两
种病症离开了病人马特奥（Matteo），他立马站起来并和我们
一起吃叶菜和洋葱，并没有受到任何伤害。"[101] 接下来是一位
染上黑死病的隐士：当卡特丽娜听到这个消息时，她让他离
开在城外居住的狭小房间或隐居场所，将其安排进了"慈悲之
家"（Casa della Misericordia，卡特丽娜在锡耶纳的活动中
心）。卡特丽娜与她的同伴们一起亲自拜访了他，安排好照顾
病人所需的一切，最后在他的耳边低声说道："不管你的病情
有多严重都不要害怕。你这次不会死的。"[102] 但疾病看起来并
没有被治愈，恰恰相反：病人变得越来越虚弱，并处于死亡的
边缘。他一旦死了，那么卡特丽娜作为未来圣女的声誉也就毁
了。就在他似乎灵魂出窍之际，她向他呼喊道：我命令你不要
死！这位隐士居然真的恢复了健康。正如这本圣徒传记所记载
的那样，卡特丽娜"战胜了大自然的运转"。[103]

　　对卡特丽娜的黑死病奇迹进行的最戏剧性的描述出自雷
蒙多之手，它也顺理成章地以第一人称写成，在传说类作品
中独树一帜："一天夜里，在短暂的休息后我想起床，正准备
起身去主持晨祷时，我感到腹股沟处一阵剧烈疼痛。当我用
手触摸这个地方时，感觉有肿块。这时我非常害怕，不敢起
身，并准备好迎接死亡。由于天很快就要亮了，我想在病情恶
化之前跟这位神圣的年轻女子见上一面。然后就开始发烧和头
痛，就像这种病的通常症状一样。我虽然已是筋疲力尽，但还
是努力把晨祷进行到底。"[104] 随后，这位身患绝症的病人拖着
疲惫不堪的身躯来到卡特丽娜的家中，并不得不在那里久久地
等候她。最后她来了，把手放在他的头上，默默地祈祷，并

沉醉于其中："但我觉得好像有什么东西从我身体的每个部分被抽了出去，像是使用了暴力一般。慢慢地，我开始感觉好多了。"[105]

这些治愈病人的消息很快就流传开来，她作为奇迹创造者的名声也越来越响；不久之后，这一名声因为圣痕的出现而变得完美无瑕，然而，这些圣痕其他人是看不到的。在她生命中剩下的 6 年时间里，卡特丽娜的影响范围继续扩大。与此同时，她的使命意识不断增强，这从她写给欧洲权贵和教宗的大量信件中可以看出，她把所有这些人都统称为她的"孩子"。她要向他们宣讲包装得形象而生动的简单信息：人有自由的意志，他可以用它来对抗自己内心和世界上的邪恶力量——前提是，他利用上帝赐给他的恩典。这一恩典通过基督牺牲自己的生命而进入世界，帮助他克服令人诅咒的自私——这是所有邪恶的根源。通过对救世主的爱，人的利己主义转化为积极的博爱。

她于 1380 年去世时，年仅 33 岁，按照传统的说法跟耶稣是同一个年龄。此时她的伟大计划已经失败。教会没有进行改革，十字军东征是个骗局，虽然有位教宗在罗马，但另一位教宗住在阿维尼翁，而那位罗马教宗——为了证明他的合法性她用尽了自己的所有权威——正在逐步失去威信。但卡特丽娜的名誉却继续上升。在她去世 400 多年之后的 1939 年，她成为意大利的守护神，1970 年成为教会圣师，1999 年与瑞典的比尔吉塔和艾迪特·斯坦因（Edith Stein）一起成为欧洲的守护神——一个女人在瘟疫时代的命运，倘若没有黑死病和她所创造的传说，是不可想象的。

弗朗切斯科·达蒂尼：在恐惧和富裕中生活

在黑死病流行的危险时代，锡耶纳的卡特丽娜在她对基督和自己的信仰、她的天职与使命中找到了支撑和信心。与她相反，弗朗切斯科·迪·马尔科·达蒂尼（Francesco di Marco Datini）只相信《圣经》中没有的两件事：人的无尽邪恶与金钱的无所不能。到最后，他比其他任何人都拥有更多的财富，却并没有在他的财富中找到救赎。与卡特丽娜的生平事迹不同，他的生平故事可以通过有凭有据的事实详细地加以还原。在他的家乡普拉托一个专门为他设立的档案馆里，储存着他的超过 14 万封商业信函和 500 多册账簿。所有这些材料都曾被封死在一个楼梯间里达几个世纪之久，足以让从事历史研究的部门在未来忙活几十年。在他去世 618 年后，他的巨额财富依旧有很大一部分完好无损：达蒂尼本人建立的一个基金会仍在关心普拉托的穷人，并赞助艺术、科学和各种修缮工作。位于普拉托的国际知名经济史研究所以达蒂尼的名字命名，而他的雕像仍在他的家乡城市中熠熠生辉。

229

　　这个独特的生平故事发端于黑死病疫情。弗朗切斯科·迪·马尔科·达蒂尼于 1335 年前后出生，是一个旅馆老板的儿子，历史资料记载其家境贫寒。贫困是困扰这位未来大资本家一生的幽灵。1348 年，他 13 岁的时候因大瘟疫流行在短时间内接连失去了父亲和母亲，并继承了价值 50 个弗罗林币的土地，比一个工匠的年收入略多一点。有了这笔遗产，达蒂尼本来可以开一家新的酒馆，在普拉托过上小康的中产阶级生活。然而，这样一笔小资本并不足以提供任何保障让他克服对贫穷和被遗弃的恐惧。于是，这个 15 岁的孤儿迈步走向广袤无垠的世界，金钱正在那里等待着像他这样聪明的商人来赚取。在这方面前景最佳的地方是阿维尼翁，即教宗和教廷所在之处。1350 年至 1375 年，达蒂尼在那里定居，也正是在那里，他展示了个人的天赋。其天赋如此独特，丝毫不亚于那些在罗讷河畔争夺权贵青睐和委约的人文主义者和视觉艺术家们的才

华 。这种天赋包括以准确无误的洞察力识别哪些商品具有超越时代的现实意义，因而将保证给在正确时间用正确价格提供这些商品的人以源源不断的利润。为了达到这一目的，人们必须拥有一双"火眼金睛"，看准如何在购买生产这类商品所必需的原材料时保持低价，而在销售商品时保证利润额一直保持在高位上。没有第二个人像这位来自普拉托的年轻人一样拥有这样一双精于计算的慧眼。在他漫长的一生中，他所看到和所接触到的一切在他心目中都有相应的货币价值，而且他总是从营销中提取最佳的附加值。

达蒂尼在阿维尼翁做的第一笔生意是武器和其他各种战争器材军火生意。按照他的冷静分析，因为人们的嫉妒和贪婪，战争将永远存在，而且在经历了瘟疫的蹂躏之后甚至要比以往任何时候都多。杀人的交易现在红火到了前所未有的程度——教宗、国王和雇佣军首领对人员和杀戮所需的物资有着无穷无尽的需求。这些物资由达蒂尼提供给各方，既不偏袒哪一方，也没有任何顾忌。尤其是英国和法国之间后来将持续 100 多年的战争，这是推销军火的长久保证，还有意大利半岛上此起彼伏的冲突，这些冲突也同样得到达蒂尼公司的慷慨支持。为了提高利润率，他自己生产铁和铜。所以，除武器制造厂外，他还占有越来越多的矿场股份。

当然，人们不仅想杀人，而且也要拯救他们的灵魂。因此，达蒂尼这位精明的商人在其蓬勃发展的公司业务中增添了另一项业务：买卖表达虔诚、专门用于纪念目的的宗教图像和其他商品，信徒们在访问教宗所在的城市以后总要带这样的东西回家以作纪念。他开辟的另一项业务是食品贸易，从人的常规理智来判断，这种生意是永远也做不完的。你要是已经在从事葡萄酒的收购和销售业务，那么把葡萄酒提供给终端消费者以赚取丰厚的利润也就顺理成章了——于是，这位旅店老板的儿子又变成了一家连锁小酒店的老板。

　　十年后，即 25 岁时，这个瘟疫时代的孤儿已经拥有一个相当可观的商业网络，但真正的飞跃还在后面。所以几年后，达蒂尼在阿维尼翁开了一家"兑换行"。它实际上就是一家借钱的银行，但由于教会禁止商业借贷，所以不允许这样称呼。然而，教会的这一教条并没有阻止教宗和枢机主教们自己成为最大的借款人，而达蒂尼则从中获利颇丰——其他"兑换行"也都获得了高额的利润。

　　瘟疫让许多人大开眼界，使他们对人的看法更加犀利。人们在这一过程中所看到的不是上帝的形象，而是一个充满阴谋、自私自利和破坏欲望的深渊。达蒂尼和比他年轻 10 多岁的锡耶纳的卡特丽娜一样，也意识到了这一点。但这两个"瘟疫之子"得出的结论却截然相反。这位女圣徒寄希望于上帝的恩典，这种恩典将人身上的邪恶转化为博爱。而大商人达蒂尼却得出相反的结论：只有彻底的不信任才能保证成功。就达蒂尼而言，世界上充满了嫉妒之人，他们无非是在等着把他含辛茹苦挣来的钱财掠夺走，并把他推回到他起步的原点：贫穷和被遗弃。从这个 15 岁孤儿的原始恐惧中滋生出一种真正畸形的贪婪，这种贪婪跟他在商业上的成功一样独特，它伴随着这一成功的到来，也在成功中变本加厉：达蒂尼越是富有，就越发感受到恐惧的残酷折磨——那种可能失去一切的恐惧；为了克服在他心头一再爆发的恐慌，达蒂尼以警惕的眼神监视着他的公司和他家的所有开支，哪怕家里的财产清单上缺少了一块旧布碎片，那也得花上几天时间查个水落石出。

　　到了 14 世纪 70 年代中期，已经可以预见阿维尼翁作为教宗所在地的日子走到了尽头，这时达蒂尼很快就卖掉了可以套现的所有财产，然后搬到了佛罗伦萨，在很短时间内他的公司

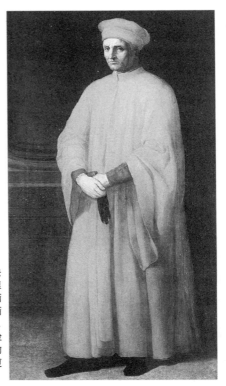

图24 在弗朗切斯科·达蒂尼去世200年后，亚历山德罗·阿罗里（Alessandro Allori）通过这幅油画表现他的同城市民对他的记忆。这幅画作旨在纪念这位经营世界贸易的商人，展现普拉托的荣耀，但画家通过人物脸部快快不乐的沉闷表情反映了画中人的性格特征，比委约人所能想象的样子更生动。

就在那里发展成一个真正的全球性企业。所有的生意，从黑海到北非的亚历山大港（Alessandria）、瓦伦西亚（Valencia）和马略卡岛（Mallorca），都由他在账房里调度掌控，从来没有放手过哪一桩。在这一过程中，他把经营范围扩大到了香料、谷物和贩人贸易。买卖来自非洲的男女奴隶被证明是特别有利可图的生意。达蒂尼不知道什么叫良心上的不安，就像那些花大价钱从他手上买下这些"商品"的佛罗伦萨上流社会成员一样。

虽说这位逐渐老去的批发商从容不迫地在佛罗伦萨，又在他生命的最后几年在普拉托运筹帷幄，但他除了病态的贪婪之外还有第二个弱点：他没有投资于有用的人际网络，因为他不相信通过金钱和共同利益带来的忠诚。疏于对社会关系的投资经常遭到报复，而这位受害者却并没有因此吃一堑长一智。所以，每当人们呼吁对税收公正问题进行公开调查时，他作为那个时代最富有的人在自己发挥作用的地方却极其荒诞地受不到保护：其他人都能在受贿的税务官员的通融下轻而易举地掩盖逃税行为，而达蒂尼却不得不为此支付令人尴尬的罚款。要是因为涉嫌拖欠支付给前合伙人的薪金而对簿公堂时，他不可避免地要被迫支付高昂的赔偿金。在佛罗伦萨的那些上流权贵阶层眼里，他就是丑陋的瘟疫暴发户中的典型。由于不能在商业上给他造成伤害，所以人们更加尽情地享受着在法律和政治上对他施以羞辱。

在这位渐渐老去的商业大亨进行的投资中，只有一次有悖于他的初衷：跟小他 25 岁的妻子玛格丽塔夫人（Madonna Margherita）的婚姻。为了让花在她身上的钱得到回报，她不仅要在家里服务，还要在他的办公室里当帮手，为此她必须学会阅读和写作。然而，这种被迫的扫盲开启了一个女性解放的进程，这是达蒂尼根本就不欣赏的。现在，玛格丽塔不仅写商业信函，而且——根据他的不断责备——还跟上帝和世界通信，因而浪费了宝贵的资源。当这位富可敌国的 75 岁老人感到自己的末日即将来临时，他建立了一个基金会，按照该会的刚性规定，他在死后仍保留对其巨额财富的处置权——直到今天。然而，他在去世时完全没有与世界和上帝和解。盖棺后的定论更是毁灭性的：这一辈子真是过得悲惨无比，几乎没有一个晚上的睡眠时间超过 4 个小时，始终被贫穷的恐惧所折磨！

达蒂尼经历了瘟疫的每一次浪潮并从中活了下来，这让他明白了一个伟大的道理：金钱统治世界，没有金钱你就无可救

233

药了。然而，只有当你把钱投到生活的乐趣和社会地位中时，这些钱才会让你过上一种值得享受的生活，这一点他却一辈子都没有弄明白。因此，瘟疫变成了恐惧，恐惧变成了财富，财富反过来又变成了恐惧。

　　凡是在2020年夏天读过神学家和哲学家的专题文章与评论，或经济学家和未来学家的预测文章的人，肯定会获得这样的印象：在"后新冠病毒肺炎时代"一切都会不一样，当然，也必须不一样。文章里的预测结果可谓两极分化，从一片光明到一片黑暗。有些人认为，一个以生态化为主导的国民经济时代终于来临，它将利用数字化所提供的一切可能性，把工作和日常生活打造得更为人性化，更有利于气候，有些人甚至认为，他们已经看到了地平线上一种新人类的曙光，这种新人类在有关"拥有或存在"的争论中最终认识到，什么才是最本质的东西。另一些人则描绘出一幅幅恐怖的远景，从右翼民粹主义社会和政府，到通过应用程序进行控制的监控国家。

　　如果我们不是孤立地看待当下，而是把它看作一个长期发展过程中迅速消逝的结果，那么很多事情就可以被看透。对过去的了解尽管并不能让我们对未来作出可靠的预测，但从中得出各种预设在一定程度上还是有可能的。

　　具体而言这就意味着，如果我们能从大瘟疫的历史中学习到什么对理解新冠病毒肺炎及其影响有益的东西，那就是没有任何一种大流行病曾经开启一个"全新的时代"。这类"新时代"理论不过是知识分子华而不实的说辞而已，连同它们对当下的同样大胆却无法证实的预测，是要创造"时代巨变"那种既恐怖又美丽的刺激感。

　　当然，这并不意味着大瘟疫之后一切都曾恢复如初。事实恰恰相反。大瘟疫带来了变化，但变化并非突然间就发生的，它既非断崖式的中断，也不是大胆地步入新时代，而是逐步的、平稳的——那些不得不亲身体验变化的人也跟着一起变化，所以往往是在滞后了极长一段时间以后才能深切地感受到这一变化。

　　1347 年至 1353 年的经验教训在各个层面都证实了这一点。在所有比较重要的关于黑死病的报告中，最重要的内容通常并不是关于已经过去了若干年或几十年的瘟疫经历，而是为克服它而展开的反复较量以及对其后果的评估。事件发生与记录事件之间的时间距离越大，对结果的失望往往也就越大。世界不再是原来的世界，它变得越发糟糕，而不是越来越好。

　　对遥远的 14 世纪历史最普遍的看法是，可以肯定地说，大瘟疫的经验并没有带来任何全新的想法或行为方式，而是在瘟疫造成巨大冲击后巩固并加强了长期以来就已树立的各种信念、基本态度和发展倾向。这或许同样适用于"2020 新冠病毒肺炎之年"过后的未来。这样也就解释了为什么对个体造成的影响会如此不同，甚至完全相反。我们既能看到中、下层阶级中特别流行的对强势统治的渴望，也能看到同样普遍存在的自己做主、自救自助的强烈冲动。这两种看似水火不容的态度之间却有着共同点，那就是对既定权力机构的不信任，这些机构眼看着自己的权威在大瘟疫摧枯拉朽的威力面前几乎处处受到质疑，因而不得不制定各种意义深远的辩解战略。这种做法一般只有在原有的统治集团因年龄、传统和强调关怀的政策地位稳固的情况下才能成功；这种做法也会失败，如果——就像教宗制度那样——统治的基础在之前就因为意识形态上的抗辩和头面人物令人反感的做派而遭到破坏的话。这两种情形，即拒绝传统的权力关系和自救的努力，在个别情况下有可能重叠发生，譬如 1355 年的威尼斯。所以，在大多数情况下都不是走向新开端，而是回归老的、表面上成文的陈规旧制和由此派生的行动模式。

　　这也包括在瘟疫期间和瘟疫之后实施的个人统治的替代方案，例如 1378 年的梳毛工人起义：以集体协作方式行使统治权，或者至少是有限度地参与统治，这在过去也是有据可依的。在 2020 年春天，从民意调查和"政治晴雨表"中也可以看出，人们最初的反应是突然间开始质疑习以为常的各种安全稳定与生活方式，开始渴求一种由监护机制提供的关怀庇护。那些承诺提供最强有力的保护以防止所谓的或实际的威胁的政治家在整个欧洲的民意调查中都取得了梦幻般的好评。在通常情况下，执政党会从中获利。然而，之后也出现了反对众多限制的"自由主义"反击运动：从害怕被传染的恐惧发展到对失去自由的愤怒和对"封城"造成的经济后果的担忧——在 1347 年至 1353 年的大瘟疫消退后，类似这样的情况从多方面得到了证明。

除了人格原型基本模式中的服从与反抗，社会行为出现了明显的两极分化：一方面是无节制的享乐主义；另一方面是更强烈的虔诚——至少人们在相信那些瘟疫报告的前提下情况应该如此，尽管那些报告在语气上充满了道德说教。瘟疫以闻所未闻的残酷性展示了世间万物的孱弱，似乎证实了基督教的基本态度，即必须迅速且无怨无悔地度过这片泪水之谷，以便在之后获得永恒的幸福。因此，谦卑地为死亡作准备是对无所不在的传染病唯一恰当的反应。但是大规模死亡也可能引发激进的反效果，并将基督教的规范和价值观毁于一旦。令下层神职人员感到绝望的是，这些规范与价值观历来都不过是披在更古老、更根深蒂固的意识以及巫术、自然崇拜类型的行为之上的一层薄薄的外衣而已，现在，这一切都原形毕露了。在知识分子中，毫无意义的连续死亡也可能引起人们激烈批驳按基督教教义对世界所作的既有诠释，正如薄伽丘的小说中对神职人员和教会的批评态度所表明的那样。人生苦短，应当及时行乐，因为来世的生活根本就不靠谱："'今朝有酒今朝醉'，因为今天可能是你最后的日子！"这种异教徒对生活的怀疑态度

238

在"基督教的西方"作为地下暗流一直存在，在大难当前的情况下影响更是越来越大，尤其是在受过教育的阶层中。即使是在 15 世纪的人文主义领军人物里仍可找到其影响，例如在洛伦佐·瓦拉对"voluptas"（即身体的快感与生活的幸福）的赞美中，以及在埃内亚·西尔维奥·皮科洛米尼的纯文学作品中，后者的主人公们沉溺于强烈的伊壁鸠鲁式的快乐主义。事实上，这两位作者后来都把信奉"及时行乐"跟信奉基督教结合在一起，只不过更加凸显了这一思想的非基督教来源而已。

此外，在疫情下的行为还有另外两个十分突出的基本模式：遗忘和排遣恐怖的意愿及努力，即要恢复到瘟疫大流行前所谓安全的正常状态。正是出于这一原因，根本就谈不上从文学、视觉艺术、哲学或神学的角度对瘟疫造成的"创伤"经历进行梳理反思。如果有研究得出相反的结论，那么想必是因为它们有选择性地认识现实，并且作出了不符合历史发展的投射。大瘟疫证实并强化了已经存在的心理、发展趋势和风气，这一点在 14 世纪的知识分子领袖人物身上也可以看到，无论是保守的神学家还是在文学上大胆创新的人文主义者。后者还利用描述和解释灾难的机会展示最高级的语言艺术，从而进行自我表达和自我表扬。其实这也并非什么新鲜事，因为这完全符合自古希腊罗马以来文学所追求的目的，直到现在仍然如此。处理瘟疫这一主题——正如弗朗切斯科·彼特拉克的典型事例所证明的——不是以对陌生事物的感知为重点，而是试图将事件本身纳入在之前很长时间里就已形成的关于世界和人类的意象。

因此，真正报道和分析灾难的媒介就是那些关于流行病及其后果的报告。几乎所有叙述都具有片面性及公然夸大的倾向，这说明人们努力通过写作来应对令人震惊的大规模死亡的经历。这也解释了为什么关于瘟疫的报道充斥着陈词滥调和空话套话——

2020 年的媒体景观也有着众多相似之处。没有任何事物能比夸张地描写经历过的恐怖场景更有效地构建敌人的形象，从而引发愤怒和侵略性。1347 年至 1353 年的黑死病报告正是通过这种方式反映了恐惧的基本状态，尤其是对陌生事物的恐惧和与之相连的无助感。这种恐惧反映在极端地夸大瘟疫的情况和受害者的人数上，有时甚至到了荒诞无稽的地步。这些从回顾的角度进行夸张的做法也有重要的治疗功效，一方面是为了表明其他国家受到的影响更为严重，另一方面是为了说明最糟糕的阶段已告结束。除此之外，潜意识中它们还有一种驱妖除邪的作用，让大家相信灾难已经结束，而且不会卷土重来。很典型的是，人们对所谓秩序与价值观的丧失进行了粗糙的描写，过分夸大事实，甚至还升级为彻头彻尾的世界末日的呓语。至于说即使在发生大规模死亡期间，日常政治生活照常进行，人们被选入各种委员会，买卖照样做，湿壁画还在绘制……这一切对大多数编年史家来说都是不可想象的，哪怕当时的情况的确如此。

240

然而，对同时代人来讲，倘若认为惊世骇俗的灾难与各种习惯和平庸无奇的日常生活同时并存，那就是亵渎他们所经历的恐怖和劫后余生的恐惧。生活中安全感的丧失必然伴随着所有秩序和价值观的丧失，否则就无法忍受了。人们无须将弗洛伊德的死亡本能牵扯进来，就能在这些恐怖景象中洞察出一种毁灭的欲望——对末日的恐惧和兴奋期待往往奇异地融合在一起。2020 年的媒体景观也为此提供了大量的相应证据。

"瘟疫报告"的功能在于治疗心理创伤，它也由此成为最复杂、最艰巨的文本类型之一。为了正确理解这些报告，而不是一味相信大量的确有问题的所谓事实，人们就必须将这些报告与其作者的生活状况联系起来，从而确定它们是何时、由何人、为何目的而写的。21 世纪或 22 世纪的历史学家们倘若分析"新冠病毒肺炎"时期的媒体大潮，估计也会得出类似结论。

　　如果说1347年至1353年那几年可以给2021年的人类带来什么经验教训的话，那就是坦然自若。不管是世界末日，还是许许多多人打赌的"制度崩盘"都很有可能不会出现。与1348年卢奇诺·维斯康蒂这位魅力十足的"瘟疫克星"不同，2020年欧洲和大西洋彼岸那些自命不凡的"强人"——用非常谨慎的话来讲——对新冠病毒传染的后果进行的控制要比他们的"自由派"同行差了很多。跟1347年至1353年那几年不同，将权力集中在某一个人手中的政治模式的吸引力非但没有上升，反倒是大大下降了，因为控制疫情的代价，即全面丧失个人的自决权，对于拥有数百年人权概念的欧洲来讲是绝对不可接受的。我们完全有理由相信，一旦新冠病毒大流行结束，那种忘却灾难并回到人们所熟悉的轨道上来的愿望将是压倒性的。这并不是一种特别撩拨心弦的前景，却多少令人感到某种欣慰。

附　录

注 释

第一部分　瘟疫和人类

1　Michele da Piazza, 82 ff.; sämtliche Zitate aus diesem Text

2　Haeser, Anhang 17 f.

3　Haeser, Anhang 18

4　Haeser, Anhang 18

5　Haeser, Anhang 18 f.

6　Im lateinischen Original: Sane, quia ab oriente in occidentem transiuimus …(Haeser, 18 f.). Dass de Mussis Piacenza nie verlassen hat, ist im Übrigen seit Langem bekannt: A. G. Tononi, Giornale ligustico di Archeologia, Storia e Letteratura XI (1884) 139–152; er wurde um 1280 geboren und starb 1356, erlebte die Pest also nicht, wie häufig beschrieben, als junger Mann, sondern in sehr fortgeschrittenem Alter.

7　Zitiert nach Barry/Gualde, 466

8　Haeser, Anhang 23; der deutsche Text hier wie in den folgenden Zitaten an die dortige Übersetzung angelehnt.

9　Haeser, Anhang 23 f.

10　Haeser, Anhang 37

11　Haeser, Anhang 23 f.

12　Boccaccio, 5 f.

13　Haeser, Anhang 22

14　Haeser, Anhang 22

15　Zitiert nach Barry/Gualde, 466

16　Butler, 37

17　Zu diesen gehören: Giovanni di Balduccio; Andrea Pisano; Nino Pisano; Tommaso Pisano; Nardo di Cione; Orcagna (Andrea di Cione); Taddeo Gaddi; Lippo Memmi; Tommaso da Modena; Tommaso di Stefano; Barna da Siena; Jacopo del Casentino; Bernardo Daddi; Agnolo di Ventura; Angelo da Orvieto; Giovanni Baronzio; Andrea da Firenze (Bonaiuto); Giovanni da Campione; Giusto de' Me-nabuoi; Guariento; Maso di Banco; Neri Fioravanti; Ambrogio Lorenzetti; Alle-gretto di Nuzio; Paolo Veneziano; Stefano Fiorentino; Francesco Talenti; Jacopo Talenti; Lippo Vanni; Vitale da Bologna;

Jacopo Passavanti; Zanobi da Strada; Niccolò da Poggibonsi; Andrea Lancia; Giovanni Boccaccio; Francesco Petrarca; Guglielmo da Pastrengo; Conforto da Costozza; Paolo da Certaldo; Lapo da Castiglionchio; Bartolomeo Caracciolo; Opicino da Canistris; Buccio di Ranallo; Bar-tolomeo da Valmontone

18　Muratori XV, 1020

19　Muratori XI, 524 f.

20　Muratori XV, 1021 21 Der ausführliche Pestbericht in:Villani, S. 3–9

21　Der Pestbericht in: Piazza, 82 ff.

22　Muratori XV, 448 f.

23　Der Pestbericht Marchionnes in: Carducci/Fiorini XXX, 230 ff.

24　Carducci/Fiorentini XXX, 232

25　Die Menschen und die Pest

第二部分　人类和瘟疫

26　Villani, 4 f.

27　Villani, 5

28　Villani, 5

29　Villani, 7

30　Villani, 8

31　Villani, 8

32　Villani, 8

33　Villani, 9

34　Villani, 9 f.

35　Villani, 10

36　Villani, 10 f.

37　Villani, 11, so auch das vorangehende Zitat

38　Sämtliche Zitate aus dem Bericht Marchionnes in: Carducci/Fiorini, 230–232

39　Der gesamte Pestbericht in: Boccaccio, 5–13

40　Boccaccio, 7

41　Boccaccio, 5

42　Boccaccio, 8

43　Boccaccio, 9 f.

44　Boccaccio, 10

45　Boccaccio, 13

46 Agnolo di Tura, 555

47 Alle Zitate nach: Anonimo Romano, cap. XXIII

48 Haeser, Anhang 19

49 Haeser, Anhang 19

50 Azario, 46 f.

51 Agnolo di Tura, 533

52 Muratori XV, 1021

53 Villani, 6 f.

54 Sämtliche Zitate zu den venezianischen Pestmaßnahmen nach Comandé, 85–124

55 Venezia e la peste, 77 f.

56 De Monacis, 314 f.

57 De Monacis, 313

58 De Monacis, 315 f.; der gesamte Pestbericht 312–318

59 Haeser, Anhang 37 f.

60 Haeser, Anhang 37

61 Haeser, Anhang 37

62 Haeser, Anhang 37

63 Alle Zitate aus dieser Bulle nach Simonsohn, 397 f.

64 Der ausführliche Klagebrief in: Petrarca, Epistolae 1, 437–442

65 Chronique, 210 ff. der gesamte Pestbericht mit den nachfolgenden Zitaten

66 Sies, 25

67 Sies, 25

68 Sies, 27

69 Böhmer, 475 f., auch die nachfolgenden Zitate

70 Der Pestbericht des Matthias von Neuenburg in: Böhmer, 149 ff. Die Seiten-zahlen der Angaben beziehen sich auf die deutsche Übersetzung von G. Grandaur-S. 172–181, mit der meine eigene Übertragung verglichen wurde; die nachfolgenden Zitate 172 f.

71 Matthias von Neuenburg, 173

72 Matthias von Neuenburg, 175

73 Matthias von Neuenburg, 173

74 Matthias von Neuenburg, 174

75 Matthias von Neuenburg, 174

76 Matthias von Neuenburg, 174

77 Matthias von Neuenburg, 175

78 Matthias von Neuenburg, 175 f.

79 Matthias von Neuenburg, 176 f.

80 Matthias von Neuenburg, 179

81 Matthias von Neuenburg, 180 f.

82 Der Geißler-Bericht bei Brandt, 9 ff.

83 Die nachfolgenden Zitate nach Würth, 128–131

84 Der Pestbericht bei Böhmer, 431 f.

85 Rutz, 13

86 Nach Ziegler, 124 f., so auch die nachfolgenden Zitate

87 Zitiert nach Gottfried, 59

第三部分　瘟疫过后的人类

88 Carducci/Fiorini, 232

89 Machiavelli, Istorie Fiorentine, 189 f.

90 Dominici, 177 f.

91 Morelli, 187 f.

92 Capponi, XXV

93 Machiavelli, Istorie Fiorentine, 389 f.

94 Petrarca, Epistulae metricae, 104

95 Petrarca, De remediis, Vorrede

96 Petrarca, Familiares IV, 1 (Brief an Francesco Diongi da Borgo San Sepolcro), wie auch die folgenden Zitate

97 Der Brief in: Petrarca, Familiares, I, 437–442

98 Petrarca, Lettere senili, 1, 143

99 Petrarca, Familiares IV, 1 (Brief an Francesco Diongi da Borgo San Sepolcro)

100 Salutati, Epistolae, 40

101 Vita di Santa Caterina, 116

102 Vita di Santa Caterina, 117

103 Vita di Santa Caterina, 118

104 Vita di Santa Caterina, 118

105 Vita di Santa Caterina, 118 f.

原始资料与参考文献

重要的原始资料

Agnolo di Tura, Cronaca Senese (Hg. A. Lisini/F. Iacometti), Bologna 1993

Annales Pistorienses, in: Rerum italicarum scriptores (Hg. Ludovico Antonio Muratori) Bd. XI, Milano 1728

Anonimo Romano, Cronica (Hg. Giuseppe Porta), Milano 1979

Pietro Azario, Liber gestorum in Lombardia (Hg. Francesco Cognasso), Bologna o. J.

Giovanni Boccaccio, Decameron (Hg. Vittore Branca), Torino 1956

Caspar Camentz, Acta aliquot Francofurtana, in: J. F. Boehmer, Fontes Rerum Germanicarum IV, Stuttgart 1868 (dort auch die Cronica des Mathias von Neuenburg)

Gino Capponi, Ricordi (Hg. G. Folena), Padova 1962

Chronique dite de Jean de Venette (Hg. Colette Beaune), Paris 2011

Giovanni Dominici, Regola del Governo di Cura Familiare (Hg. D. Salvi), Firenze 1860

Friar John Clyn, Annals of Ireland (Hg. R. Butler), Dublin 1849

Limburger Chronik (Hg. O. Brandt), Jena 1922

Niccolò Machiavelli, Istorie Fiorentine (Hg. S. Bertelli), Verona 1968

Marchionne di Coppo Stefani, Cronaca Fiorentina, in: Rerum italicarum scriptores (Hg. Giosuè Carducci/ Vittorio Fiorini) Bd. XIII, Città di Castello 1903

Michele da Piazza, Cronaca (1336–1361) (Hg. A. Giuffrida), Palermo 1980

Lorenzo de Monacis, Chronicon de rebus venetis (Hg. Flaminio Corner), Venezia 1758

Mathias von Neuenburg, Chronik (Hg. und Übersetzer G. Grandaur), Leipzig 1899

Monumenta Pisana, in: Rerum italicarum scriptores (Hg. Ludovico Antonio Muratori) Bd. XV, Milano 1730

Giovanni Morelli, Cronica, Firenze 1718

Gabriele de Mussis, Ystoria de morbo sive mortalitate quae fuit anno Domini 1348. In: H. Haeser, Geschichte der epidemischen Krankheiten, Jena 1865; dort auch

die Pestberichte des Johannes Kantakuzenos (die Übersetzung im Text moderni-
siert) und des Guy de Chauliac
Francesco Petrarca, Epistulae metricae. Briefe in Versen (Hg. O. und E. Schönber-
ger), Würzburg 2004
Francesco Petrarca, Familiares (Hg. G. Fracassetti), Firenze 1895
Francesco Petrarca, Lettere senili (Hg. G. Fracassetti), Firenze 1892
Francesco Petrarca, De remediis utriusque fortune (Hg. P. Stoppelli), Roma 1997
Raimondo da Capua, Vita di Santa Caterina (Hg. B. Pechi), Firenze 1839
Coluccio Salutati, Epistolae (Hg. F. Novati), Firenze 1893
Simonsohn, F. (Hg.): The Apostolic See and The Jews, Bd. 1, Toronto 1988
Matteo Villani, Cronica (Hg. Ignazio Moutier), Firenze 1825

Quellensammlung:
Bergdolt, K. (Hg.): Die Pest 1348 in Italien. Fünfzig zeitgenössische Quellen, Heidel-
berg 1989

Sämtliche Übersetzungen stammen, wenn nicht anders angegeben, vom Verfasser.

部分参考文献

Aberth, J.: From the brink of the Apocalypse. Confronting famine, war, plague and
death in the Middle Ages, London 2001
Albini. G.: Guerra, fame, peste. Crisi di mortalità e sistema sanitario della Lombardia
tardomedievale, Bologna 1982
Audouin-Rouzeau, F.: Les chemins de la peste. Le rat, la puce et l'homme, Rennes
2003
Barry, S./Gualde, N.: La Peste noire dans l'Occident chrétien et musulman, 1347–
1353, in: Canadian Bulletin of Medical History 25 (2008), 461–498
Benedictow, O. J.: The Black Death, 1346–1353. The Complete History, Woodbridge
2004
Bergdolt, K.: Der Schwarze Tod in Europa. Die Große Pest und das Ende des
Mittelalters, 4. Auflage München 2017
Bergmann, H. J.: «Also das ein Mensch Zeichen gewun». Der Pesttraktat Jakob
Engelins von Ulm, Bonn 1972
Biraben, J. N.: Les hommes et la peste en France et dans les pays européens et médi-
terranéens, Paris 1976
Brunetti, M.: Venezia durante la peste nera del 1348, Venezia 1909
Bulst, N.: Der Schwarze Tod. Demographische und kulturgeschichtliche Aspekte

der Katastrophe von 1347–1352. Bilanz der neueren Forschung, in: Saeculum. Jahrbuch für Universalgeschichte 30 (1979), 45–67

Byrne, J. P.: The Black Death, Westport 2004

Calvi, G.: La peste, Firenze 1987

Capitani. O. (Hg.): Morire di peste: testimonianze antiche e interpretazioni moderne della «peste nera» del 1348, Bologna 1995

Carpentier, E.: Une ville devant la peste. Orvieto e la peste noire de 1348, Paris 1993

Cohn, S. K.: The Black Death Transformed. Disease and Culture in Early Renaissance Europe, London 2003

Comandé, A.: Venezia 1348: percezione, interventi e ricadute sociali della «grandissima moria», Venezia 2013 (tesi di laurea, digital)

Erkoreka, A.: Epidémies en Pays Basque. De la peste noire à la grippe espagnole, in: Histoire des sciences médicales 42 (2008), 113–122

Goehl, K./Mayer, J. G.: Was tun, wenn die Pest kommt: Götter lästern oder Juden brennen?, in: Editionen und Studien zur lateinischen und deutschen Fachprosa des Mittelalters. Festgabe für Gundolf Keil zum 65. Geburtstag, Würzburg 2000

Gottfried, R. S.: The Black Death. Natural and Human Disaster in Medieval Europe, London 1986

Guilleré, C.: La peste noire à Gérone, in: Annals de l'Institut d'Estudis gironins 27 (1984), 87–161

Haverkamp, A. (Hg.): Zur Geschichte der Juden im Deutschland des späten Mittelalters und der Frühen Neuzeit, Stuttgart 1981

Herlihy, D.: The black death and the transformation oft the West, Cambridge/Mass. 1997

Horrox, R. (Hg.): The Black Death, Manchester 1994

Kelly, J.: The great mortality, New York 2005

Kelly Wray, S.: Communities and crisis. Bologna during the Black Death, Boston 2009

Lucenet, M.: Les grandes pestes en France, Paris 1985

Mc Neill, W. H.: Plagues and Peoples, New York 1976

Meiß, M.: Pittura a Firenze e Siena dopo la morte nera. Arte, religione e società alla metà del Trecento, Torino 1982

Melhaoui, M.: Peste, contagion et martyre. Histoire du fléau en Occident musulman médiéval, Paris 2005

Naphy, M./Spicer, A.: Black Death and Pestilence in Europe, London 2004

Nohl, J.: The Black Death. A Chronicle of the Plague compiled from contemporary sources, London 1971

Panzac, D.: Quarantaines et lazarets. L'Europe et la peste d'Orient, Aix-en-Provence 1986

Platt, C.: King death. The Black death and its aftermath in latemedieval England, London 1996

Rutz, A.: Altdeutsche Übersetzungen des Prager Sendbriefs («Missum Imperatori»). Untersuchungen zur mittelalterlichen Pestliteratur, Bonn 1972

Sies, R.: Das Pariser Pestgutachten von 1348 in altfranzösischer Fassung, Hannover o. J.

Vasold, M.: Die Ausbreitung des Schwarzen Todes in Deutschland nach 1348. Zugleich ein Beitrag zur deutschen Bevölkerungsgeschichte, in: Historische Zeitschrift 277 (2003), 281–312

Venezia e la peste. 1348–1797, Venezia 1979

Würth, I.: Geißler in Thüringen. Die Entstehung einer spätmittelalterlichen Häresie, Berlin 2012

Ziegler, P.: The Black Death, London/Glasgow 1972

图片来源

图 1 © akg·images/Pictures From History

图 2 © akg·images/VISIOARS

图 3 Aus: André Chastel, Die Kunst Italiens, Darmstadt 1961, nach S. 288

图 4 © Hervé Champollion/akg·images

图 5 Aus: Luciano Berti u.a., Die Uffizien in Florenz (Museen der Welt), München 1993, S.39

图 6 © akg·images

图 7 © akg·images/Pictures From History

图 8 Aus: Franco Borsi/Stefano Borsi, Paolo Uccello, Paris 1992, S.183

图 9 Aus: Mauro Minardi, Paolo Uccello, Bologna 2017, S. 246

图 10 Foto: Lampman, Wikimedia Commons (CC BY·SA 3.0), https://de.m.wikipedia.org/
wiki/Datei:Arundel4.JPG

图 11 Aus: Jan Białostocki, Spätmittelalter und beginnende Neuzeit (Propyläen
Kunstgeschichte, Bd. 7), Berlin 1972

图 12 Aus: Otto von Simson, Das Hohe Mittelalter (Propyläen Kunstgeschichte, Bd. 6),
Berlin 1972, S. 44, Abb. 377

图 13 Aus: Millard L. Meiss, Das große Zeitalter der Malerei, München/Wien/Zürich 1971,
S. 94

图 14 Aus: Andrea De Marchi, Santa Maria Novella. La Basilica e il convento, Florenz
2017, S.166

图 15 Aus: Ebd., S.167

图 16 Aus: Ebd., S.176

图 17 Aus: Ebd., S.10

图 18 Aus: Ebd., S. 227

图 19 Aus: Ebd., S. 225

图 20、21 Aus: Jan Białostocki, Spätmittelalter und beginnende Neuzeit (Propyläen
Kunstgeschichte, Bd. 7), Berlin 1972

图 22 Aus: Klaus Bergdolt, Der Schwarze Tod in Europa, München 2017, S. 40

图 23 © akg·images/Liszt Collection

图 24 © akg·images/Orsi Battaglini

人名索引

（此部分页码为德文原书页码，即本书页边码）

图书在版编目（CIP）数据

瘟疫的威力：黑死病如何改变世界：1347-1353 /
（德）福尔克尔·赖因哈特（Volker Reinhardt）著；朱
锦阳译.--北京：社会科学文献出版社，2023.3
　　ISBN 978-7-5228-0788-1

　　Ⅰ.①瘟…　Ⅱ.①福…②朱…　Ⅲ.①瘟疫-医学史
-世界-1347-1353　Ⅳ.①R51-091

中国版本图书馆CIP数据核字（2022）第179298号

瘟疫的威力：黑死病如何改变世界，1347~1353

著　　者 /	〔德〕福尔克尔·赖因哈特（Volker Reinhardt）
译　　者 /	朱锦阳
出 版 人 /	王利民
组稿编辑 /	段其刚
责任编辑 /	陈嘉瑜
责任印制 /	王京美

出　　版 / 社会科学文献出版社·联合出版中心（010）59367151
　　　　　　地址：北京市北三环中路甲29号院华龙大厦　邮编：100029
　　　　　　网址：www.ssap.com.cn
发　　行 / 社会科学文献出版社（010）59367028
印　　装 / 南京爱德印刷有限公司

规　　格 / 开　本：889mm×1194mm　1/32
　　　　　　印　张：7.875　字　数：192千字
版　　次 / 2023年3月第1版　2023年3月第1次印刷
书　　号 / ISBN 978-7-5228-0788-1
著作权合同
登 记 号 / 图字01-2023-0706号
定　　价 / 58.00元

读者服务电话：4008918866